NOTFALLMEDIZIN 1.0   EINLEITUNG

*Da einige Symptome in der Notfallmedizin erfahrungsgemäß gern verwechselt werden, zuvor vielleicht noch einige klärenden Worte zum **SCHOCK**, zum **KOMA** und zum **KREISLAUFSTILLSTAND**.*

- Ein **SCHOCK** ist ein Geschehen, das dafür sorgt, daß nur noch
    - die **LUNGE**,
    - das **HERZ** und
    - das **GEHIRN**

  ausreichend durchblutet sind. Alle anderen Organe sind funktionell vom Kreislauf abgekoppelt.

  Diese Umverteilung des zirkulierenden Bluts geschieht durch den **SYMPATHICUS**; d. h. der Patient im Schock hat immer deutliche Zeichen der Sympathicuserregung:

    - **KALTER SCHWEISS**,
    - **ANGST**,
    - **UNRUHE**,
    - **ZITTERN**.

  Diejenigen Organe, die gut durchblutet sind, funktionieren noch ausreichend:
    - das Herz schlägt,
    - die Lunge atmet (*oxigeniert*),
    - das Gehirn (*das Bewußtsein*) ist auch vorhanden.

☞ Merke: **im Schock ist der Patient NICHT bewußtlos!**

Diejenigen Organe, die nicht durchblutet sind, arbeiten nicht und können, je nach Dauer des Schockzustands, **NEKROSEN** entwickeln.
Zu den Organen, die nicht durchblutet werden, gehören unter andrem auch die **NIERE** und der **DARM**; wenn sich hier Nekrosen entwickeln, ist das lebensbedrohlich.

*Bedenken Sie: im Schock tastet man aufgrund der Kreislaufzentralisation an der A. radialis **KEINEN** Puls; der Patient hat aber keinen Herzstillstand!*

☞ *Ergo: In der Notfallmedizin tastet man den Puls immer an*

- der *KAROTIS* oder an
- der *HERZSPITZE*.

EINLEITUNG   NOTFALLMEDIZIN 1.0

Als Maß, um die **SCHWERE DES SCHOCKS** abzuschätzen, gilt der sog. **SCHOCKINDEX:**

das Verhältnis von Pulswert zu systolischem Blutdruck.

Wenn das Verhältnis über 1 ist, ist es an der Zeit, als Helfer in leichte Panik auszubrechen und sich seine Utensilien für eine Infusion zusammenzusuchen.

➡ Als **THERAPEUTISCHE ERSTMASSNAHME** ist es im Schock sinnvoll, das zirkulierende **BLUTVOLUMEN** zu erhöhen, um die Ausbildung von Gewebsnekrosen (z. B. in der Niere) zu verhindern.

📂Die einfachste Maßnahme ist die **SCHOCKLAGE**: man hebt die Beine hoch, dadurch strömt das venöse Blut in den Kreislauf zurück.
Eine „fortgeschrittene" Maßnahme ist das Anlegen einer **INFUSION** mit Ringerlösung (*Elektrolytlösung*).
Ein Patient im Schock gehört immer ins **KRANKENHAUS**.
Wenn der Patient immer tiefer in den Schockzustand hineingerät, kommt es irgendwann auch einmal zu einer Bewußtlosigkeit.
Dieses ist jedoch eine (sehr ernste) **KOMPLIKATION DES SCHOCKS** *und gehört nicht zu den eigentlichen Schocksymptomen.*

- Ein **KOMA** ist eine **BEWUSSTSEINSSTÖRUNG**.
Ein komatöser Patient wird immer schläfriger, bis er irgendwann nicht mehr aufwacht. Ein Koma mündet in eine Bewußtlosigkeit. Es stehen also Symptome seitens des **ZNS** im Vordergrund. Um einen Status zu erhalten, testet man beim komatösen Patienten die **REFLEXE**.

Manche Komata entwickeln sich außerordentlich **SCHNELL**, innerhalb von Minuten,

➡ Beispiel: das hypoglykämische Koma,

manche außerordentlich **LANGSAM**, innerhalb von Tagen bis Wochen

➡ Beispiel: hepatisches Koma.

NOTFALLMEDIZIN 1.0   EINLEITUNG

Unter den Kautelen des Notfallmediziners betrachtet, ist der komatöse Patient einer, bei dem eine Bewußtseinsstörung vorliegt, bei dem aber **ATMUNG** und **HERZTÄTIGKEIT** noch spontan **FUNKTIONIEREN**.

☞ Als **THERAPEUTISCHE MASSNAHME** bringt man den Patienten in die **STABILE SEITENLAGE** und läßt ihn ins Krankenhaus bringen.

Die stabile Seitenlage dient als Schutz davor, daß der Patient erbricht und aspiriert. Sie müssen ja davon ausgehen, daß bei bewußtseinsgetrübten Patienten auch die Würgereflexe nicht richtig funktionieren und Erbrochenes in die Bronchien gelangt.

☞Das führt dann zu einer **ASPIRATIONSPNEUMONIE**, an der der Patient versterben kann.

- Ein **HERZ- UND KREISLAUFSTILLSTAND** geht auch mit einer Bewußtlosigkeit einher. Hier müssen Sie reanimieren.

  Wenn man einen Patienten „findet", der ohne sich zu rühren auf dem Boden liegt, geht er in erster Linien um das Sichern der **VITALFUNKTIONEN**.

  ➥ Man testet gemäß dem Notfall-ABC erst das **BEWUSSTSEIN**, indem man den Patienten anspricht oder kneift. Wenn er irgendeine Reaktion zeigt, kann er keinen Herz- und Atemstillstand haben. Man bringt den Patienten dann in die stabile Seitenlage.

  ➥ Wenn er sich nicht rührt, tastet man als nächstes an den unteren Rippen, ob man eine **ATEMEXKURSION** des Thorax bemerkt.

  ☞*Wohlgemerkt, egal wie regelmäßig oder unregelmäßig die Atmung ist, es ist zunächst nur wichtig, **OB** eine spontane Atmung nachweisbar ist.*

  ➥ Wenn Sie keine Atemexkursion fühlen, tritt das Notfall-ABC in Kraft:

EINLEITUNG

Ⓐ **-ATEMWEGE FREIMACHEN.**
Wenn der Patient jetzt spontan atmet, aber noch bewußtlos ist, kommt er in die stabile Seitenlage.
Wenn er nicht atmet, tritt Punkt

Ⓑ **- in Kraft - BEATMEN.**
Der Patient wird 5 mal beatmet (*Mund-zu-Mund oder Mund-zu-Nase*). Dann kommt Punkt

Ⓒ **- CIRCULATION**: man versucht den Herzspitzenstoß zu ertasten oder eine Pulswelle an der Karotis. *Es dreht sich hierbei auch nur darum,* **OB** *eine spontane Herzaktion nachweisbar ist; ob der Puls rhythmisch oder arhyhtmisch ist, ist zunächst sekundär.* Wenn keine Herzaktion nachweisbar ist, erfolgt 15 x eine **HERZDRUCKMASSAGE.**

- Wenn Sie alleine sind, beatmen Sie 2 mal und machen 15 mal Herzdruckmassage im Wechsel,
- • wenn Sie zu zweit sind, beatmen Sie einmal im Wechsel mit 5 Herzdruckmassagen.

Erst wenn der Patient vom Kreislauf und von der Atmung her wieder stabil ist, kümmern Sie sich um Verbände, weiterführende Diagnostik oder um Blutstillung.

☠☠☠☠☠ Warnung! ☠☠☠☠

Üben Sie niemals eine Herzdruckmassage beim Gesunden!

Sie könnten bei Ihrem Opfer ein Kammerflimmern hervorrufen.

NOTFALLMEDIZIN 1.0 — Frage 1

1) Welche Aussage ist falsch?

Beim anaphylaktischen Schock können folgende Befunde zu erheben sein:

- **A)** Blässe
- **B)** beschleunigte Atmung
- **C)** Schockindex größer als 1
- **D)** Schockindex kleiner als 0,7
- **E)** Urtikaria

Frage 1

NOTFALLMEDIZIN 1.0

Antwort:

☒ Lösung D.

Der **ANAPHYLAKTISCHE SCHOCK** ist eine allergische Reaktion nach dem Schema der **ALLERGISCHEN SOFORTREAKTION**.

Sekunden bis Minuten nach Zufuhr des Allergens kommt es zu klinischen Erscheinungen, die sich sehr schnell zu lebensbedrohlichen Situationen entwickeln können.

Man unterscheidet 4 Stadien:

❶.STADIUM:

Kennzeichen sind

- Unruhe,
- Juckreiz, auch mit
- Urtikaria,
- Niesen oder
- ein rotes Gesicht.

❷. STADIUM:

jetzt kommen

- Zeichen des Magen-Darmtrakts hinzu (*Erbrechen, Diarrhoe*), sowie
- allgemeines Angstgefühl und
- eventuell Fieber mit Schüttelfrost.

NOTFALLMEDIZIN 1.0 Frage 1

❸. STADIUM:

hier sind die Symptome beim besten Willen nicht mehr zu übersehen. Der Patient bekommt eine

Ⓐ
- blaugraue Gesichtsfarbe, ist
- kaltschweißig und hat

Ⓑ
- eine Dyspnoe wegen der Bronchospastik. Bei einer Bronchospastik ist die Atemfrequenz immer erhöht.

Ⓒ In diesem Stadium sinkt der Blutdruck ab und die Pulsfrequenz steigt. Das Verhältnis von Puls zu systolischem Blutdruckwert, der Schockindex steigt. Wenn der Schockindex größer als 1 ist, ist's höchste Zeit, etwas zu tun.

Ⓓ Wenn der Schockindex deutlich unter 1 ist, besteht (*noch*) keine Gefahr einer Kreislaufinsuffizienz.

❹. STADIUM:

Der Patient erleidet einen Atem- und Kreislaufstillstand.
➠ Der Patient ist klinisch tot.

📂 THERAPEUTISCHE MASSNAHMEN:

Sofort die **ALLERGENZUFUHR** ausschalten (*Abbrechen der Injektion*).
Nadel in der Vene belassen und eine Infusion mit physiologischer Kochsalzlösung oder Ringerlösung anhängen.

❶ Im **STADIUM 1** genügt eine **BEOBACHTUNG DES PATIENTEN** über 1 Stunde. Wenn er keine Zeichen der Kreislaufinsuffizienz zeigt, kann er nach Hause gehen.

❷ Im **STADIUM 2** empfiehlt sich zusätzlich die Applikation von **ANTIHISTAMINIKA**, eventuell auch Prednisolon, (*Cortison*) 100 mg.

❸ Im **STADIUM 3** ist die **INFUSION** wichtig, sowie die Zufuhr einer höheren Dosis an Prednisolon (*1000 mg*). Gegen die Bronchospastik ist ein bronchienerweiterndes (β-2-mimetisches) Spray.

❹ Im **STADIUM 4** hilft nur noch die **REANIMATION** mit Atemspende und Herzdruckmassage.

☞ Ab dem 2. Stadium ist es sicherer, den Patienten zur Beobachtung in die **KLINIK** zu schicken.
📖 siehe Frage # 37

Frage 1 NOTFALLMEDIZIN 1.0

☞ *Da in der Notfallmedizin immer viel von allerlei interessanten Medikamenten die Rede ist, noch ein kleiner Kommentar hierzu:*

Prinzipiell sind Sie berechtigt, **NOTFALLMEDIKAMENTE** *(z. B. Opiate) zu verwenden. Die Notfallmedikamente bekommen Sie von Ihrem Amtsarzt, wenn Sie ihm überzeugend genug erklären können, wofür Sie sie benötigen (z. B. bei der Neuraltherapie ein Antihistaminikum, ein Cortison und ein β-Sympathicomimetikum als Aerosol). Damit sind aber die geltenden Vorschriften für verschreibungspflichtige Arzneimittel nicht außer Kraft gesetzt; im Klartext: Sie müssen nachweisen, was Sie mit den Medikamenten gemacht haben.*

Je nach Therapie, die Sie durchführen, brauchen Sie eine **NOTFALLAPOTHEKE**, *aber übertreiben Sie nicht. Legen Sie sich nur solche Medikamente zu, von denen Sie die Wirkung (und Nebenwirkung) wirklich gut kennen. Also: lieber 4 Medikamente, mit denen man sich auskennt, als einen vollen Notfallkoffer mit Medikamenten, die alle spanische Dörfer für Sie sind.*

☞ **Denken Sie dran: wenn der Notfall eintritt, ist jeder nervös, vielleicht auch Sie.**

📁 **VORSCHLAG:**

- Nitrospray für Herzgeschichten,
- eine Infusionslösung (*mit Infusionsbesteck*) für Komata,
- Cortison- oder β-sympathicomimetica-Aerosole für eine Verlegung der oberen Luftwege
- Antihistaminikum für beginnenden anaphylaktischen Schock
- Glucoselösung i.v. für einen hypoglykämischen Schock.

NOTFALLMEDIZIN 1.0

Frage 2

2) Welche Aussage/n ist/sind richtig?

Bei einer akuten Pankreatitis sind folgende Maßnahmen indiziert:

- **a)** Operation
- **b)** Infusion als Schockprophyllaxe
- **c)** Nulldiät
- **d)** Nitrolingual
- **e)** Intubation

- **A)** Alle Aussagen sind richtig.
- **B)** Nur Aussagen a und d sind richtig.
- **C)** Nur Aussagen a, b und c sind richtig.
- **D)** Nur Aussagen a, b und e sind richtig.
- **E)** Nur Aussagen b, d und e sind richtig.

Frage 2

NOTFALLMEDIZIN 1.0

Antwort:

☒ Lösung C.

Leitsymptom der **AKUTEN PANKREATITIS** ist ein

- plötzlich einsetzender, starker **OBERBAUCHSCHMERZ**, der oft **GÜRTELFÖRMIG** beschrieben wird und bis in den **RÜCKEN** ausstrahlt. Es kann zu
- Fieber,
- Erbrechen,
- Ikterus,
- Pleuritis und sogar zum
- Ileus kommen.

Kennzeichen ist der sog. **GUMMIBAUCH**: mäßig angespannte Bauchdecken bei geblähtem Abdomen.

Das Problem bei der akuten Pankreatitis ist, daß sich sehr rasch **KOMPLIKATIONEN** entwickeln können. Die Komplikationen werden durch die Einschwemmung der Verdauungsenzyme in die Blutbahn und die daraus resultierenden mannigfaltigen Enzündungsreaktionen hervorgerufen.

Durch die Flüssigkeitsverschiebung in den extravasalen Raum kommt es zum

- Schock,
- Nierenversagen,
- Lungenversagen

und damit zu schweren Veränderungen im Elekrolyt- und Säure-Basen-Haushalt.

NOTFALLMEDIZIN 1.0 — Frage 2

📂 **THERAPEUTISCHE MASSNAHMEN:**

(c) Im Vordergrund steht die absolute **NAHRUNGSKARENZ**. Nahrungsreize würden die Bauchspeicheldrüse nur noch mehr zur Produktion von Verdauungsenzymen anregen.

(b) Da sich ein **SCHOCKZUSTAND** bei der akuten Pankreatitis relativ schnell einstellen kann, ist immer eine **INFUSION** als Schockprophyllaxe indiziert.
Zusätzlich kann man eine MAGENSONDE legen, dadurch wird das Magensekret abgeleitet und die Produktion von Verdauungsenzymen im Pankreas gebremst wird.

(a) In der Klinik kann, bei schweren Fällen, eine **NOTOPERATION** angezeigt sein. Entweder besteht die Möglichkeit, daß sich ein **GALLENSTEIN** in der Papilla Vateri verkeilt hat, und das Pankreassekret keine Abflußmöglichkeit mehr hat, oder man entfernt (*bei der NEKROTISIERENDEN Pankreatitis*) Teile oder das ganze Pankreas.

(d) **NITROLINGUAL** ist ein Medikament, das schnell die **VENEN** erweitern kann.

Es ist angezeigt

- beim **HERZINFARKT** oder
- bei **ANGINA PECTORIS**.

Durch die Gabe von Nitrolingual-Spray versackt quasi das Blut in den Venen und das Herz ist entlastet.

(e) Eine **INTUBATION** ist nötig, wenn eine **ATEMINSUFFIZIENZ** vorliegt, bzw. droht. Das steht bei der Pankreatitis nicht im Vordergrund.

3) Ein 28jähriger junge Mann arbeitet im Garten. Plötzlich verspürt er starke stechende Schmerzen in der gesamten linken Brusthälfte und Atemnot. Die Atemnot wird im Laufe des Nachmittags immer schlimmer.

Befund: RR 145/100, Puls 140, am seitlichen Hals über dem Schlüsselbein eine Vene etwa kleinfingerdick sichtbar.

Welche Aussage ist richtig?

Es handelt sich am ehesten um ...

A) einen Myokardinfarkt mit Herzwandruptur
B) einen Pneumothorax
C) eine Lungenembolie
D) ein Cor pulmonale
E) Tbc.

Frage 3 — NOTFALLMEDIZIN 1.0

Antwort:

☒ Lösung B.

Wenn man's ganz genau nimmt, gehört zur Diagnose noch ein Untersuchungsbefund dazu.

Ⓑ Das Wahrscheinlichste bei den angegebenen Diagnosen ist wohl der **SPONTANPNEUMOTHORAX**. Einen Spontanpneumothorax bekommt man entweder als jüngerer Mensch aufgrund angeborener Fehlbildungen einzelner Alveolen oder als „alter Emphysematiker". Am häufigsten tritt der Pneumothorax während körperlicher Arbeit auf.

Der Beginn ist im klassischen Fall **PLÖTZLICH** mit **STARKER ATEMNOT**. Beim Pneumothorax dringt Luft zwischen die beiden Pleurablätter, dadurch fällt die betreffende Lunge in sich zusammen
➡ es kommt zur **DYSPNOE**.

Wenn man beim

- Perkutieren jetzt noch über der linken Thoraxhälfte einen **HYPERSONOREN** (*hohlen*) **KLOPFSCHALL** und bei der
- Auskultation **KEIN ATEMGERÄUSCH** hören würde, wäre die Diagnose ziemlich gesichert.

📂 Therapeutische Maßnahmen:

- ○ Der Patient muß in die **KLINIK**.
- ○ Falls sich ein **SPANNUNGSPNEU** entwickelt (*und Sie den Patienten nicht schnell genug in die Klinik bringen*), mit einer dicken Kanüle im 3. ICR seitlich vorne einstechen, um die Luft entweichen zu lassen. Um ein Gegenventil aufzubauen, einen Gummifingerling anstechen und um die Kanüle binden. Solange ein Überdruck im Thoraxraum besteht, wird der Fingerling aufgeblasen und die Luft kann durch das Loch entweichen. Wenn im Thoraxraum ein Sog entsteht, kollabiert der Fingerling und verschließt das Loch.

📖*Hinweis: diese Art der Thoraxpunktion sollten Sie theoretisch wissen; experimentieren Sie aber im Notfall nicht zuviel. Sorgen Sie lieber dafür, daß der Patient schnell in die Klinik kommt.*

NOTFALLMEDIZIN 1.0   Frage 3

Ⓐ   Einen **MYOKARDINFARKT** mit Herzwandruptur kann man anhand der Tatsache ausschließen, daß der Patient wohl noch einen halben Tag herumgelaufen ist. Eine Herzwandruptur überlebt man ohne fremde Hilfe (*Intensivstation*) nicht so lang.

📂 Therapeutische Maßnahmen beim Herzinfarkt:

- Schmerzbekämpfung,
- Nitrolingual-Spray,
- Sedierung und
- mit erhöhtem Oberkörper in die Klinik bringen.

📖 **siehe Frage # 23**

Ⓒ   Eine **LUNGENEMBOLIE** entwickelt sich meist nach längerem **LIEGEN**. Der Thrombus entsteht meist in den **BEIN- ODER BECKENVENEN**, z. B. nach Operationen und wird, wenn der Patient aufsteht, losgerissen und in die Lunge eingeschwemmt.

☞ *Patienten, die eine Lungenembolie haben, klagen ebenfalls über Dyspnoe mit Thoraxschmerzen und eventuell Husten, haben aber differentialdiagnostisch eine andere Anamnese.*

📂 Therapeutische Maßnahmen:

- Venöser Zugang;
- Schmerzbekämpfung.

📖 **siehe Frage # 21**

Frage 3 NOTFALLMEDIZIN 1.0

Ⓓ Ein **COR PULMONALE** ist eine **RECHTSHERZINSUFFIZIENZ** aufgrund einer Lungenfunktionsstörung. Die Symptome sind ähnlich; man würde hier zusätzlich Herzrhythmusstörungen erwarten.

Differentialdiagnostisch ist hier auch wieder die Anamnese zu verwerten:

➡ kein Hinweis auf eine Lungenfunktionsstörung.

📂 Therapeutische Maßnahmen:

Wie beim Herzinfarkt:

- Venöser Zugang,
- Schmerzbekämpfung,
- Nitro und
- mit erhöhtem Oberkörper in die Klinik.

Ⓔ Eine **TBC-PNEUMONIE** geht mit

- **FIEBER**,
- **ZYANOSE** und
- **HUSTEN** einher.

Eine Pneumonie entwickelt sich auch nie so schnell wie ein Pneumothorax. Auch im schnellsten Fall braucht eine Pneumonie Tage, um das Vollbild zu entwickeln.

📂 Therapeutische Maßnahmen:

- Ins Krankenhaus zur antibiotischen Therapie.

4) Ordnen Sie zu:

1. Leberkoma
2. ketoazidotisches Koma
3. hypoglykämisches Koma
4. urämisches Koma

a) RR 185/145, fahlgelbes Hautkolorit
b) Blässe, kalter Schweiß, Unruhe, Zittern
c) trockene, rote Haut, tiefe Atemzüge
d) Ascites, Palmarerythem

Frage 4

NOTFALLMEDIZIN 1.0

Antwort:

☒ Lösung
❶ ⓓ
❷ ⓒ
❸ ⓑ
❹ ⓐ

❶ Das **LEBERKOMA** ist gekennzeichnet durch ...

- Bewußtseinsstörungen
- Flapping tremor
- EEG-Veränderungen.

Der „flapping tremor" ist eine Störung der neuromuskulären Einheit: man fordert den Patienten auf, die Arme ausgestreckt nach vorne zu halten und die Hände im Handgelenk nach oben abzuwinkeln (Extension).

Ein Leberpatient kann diese Stellung nicht lange halten; die Hände fallen kurz nach unten und werden wieder „in Stellung" gebracht. Mit etwas gutem Willen sieht das aus wie ein Flügelschlag.

Das Leberkoma kann

- exogen oder
- endogen entstehen.

NOTFALLMEDIZIN 1.0 — Frage 4

- Ursachen des **ENDOGENEN** Komas, auch **LEBERZERFALLSKOMA** genannt, können sein:
    - Virushepatitis,
    - Toxine (*Knollenblätterpilz, Tetrachlorkohlenstoff*),
    - Medikamente oder
    - eine Schwangerschaft.

- Ursachen des **EXOGENEN** Komas, auch **LEBERAUSFALLSKOMA** genannt, können sein:
    - Leberzirrhose (*besonders die alkoholische*),
    - Medikamente oder
    - eine Sauerstoffunterversorgung.

Man sieht meistens eine **BRAUN-GELBE HAUTVERFÄRBUNG** (*Ikterus*) und, beim Leberausfallskoma, oft Zeichen der **LEBERZIRRHOSE**

- Palmarerythem,
- spider naevi,
- Ascites.

Oft ist auch ein **GERUCH** nach Leber in der Luft (*riechen Sie doch mal an einem frischen Stück Leber*).

☞ Therapeutische Maßnahmen:

- Sofort ins Krankenhaus!

Bei Leberaffektionen sicherheitshalber **KEINE** Medikamente geben.

Frage 4   NOTFALLMEDIZIN 1.0

❷ Das **KETOAZIDOTISCHE KOMA** entsteht, wenn die **INSULINPRODUKTION** versiegt.

Das ketoazidotische Koma hat meist **VORBOTEN** wie

- Adynamie (*lange Leitung*),
- Kopfweh,
- Durst und
- Zeichen der Exsikkose
- Polyurie und
- nächtliche Durchfälle.

Mit zunehmender Eintrübung kommt

- **BAUCHWEH** hinzu,
- die tiefen Atemzüge (***KUSSMAUL'SCHE ATMUNG***),
- **ACETONGERUCH** der Ausatemluft.
- Die **HAUT** ist **ROT** (*weite Gefäße*),
- aber **TROCKEN** (*Exsikkose*),
- der **PULS** ist **WEICH UND TACHYKARD**,
- der **BLUTDRUCK NIEDRIG**.
- Die **AUGENBULBI** sind auffallend **WEICH**;
- es kann zum **DURSTFIEBER** kommen.
- 📖 siehe Amtsarztfragen **HÄMATOLOGIE**

In der Anamnese erfaßt man meistens einen **INFEKT** (*Mumps z. B.*), an den sich die **ERSTMANIFESTATION** des Diabetes anschließt oder es handelt sich um einen Diabetiker, der sein **INSULIN VERGESSEN HAT**.

📁 Therapeutische Maßnahmen:

- **INFUSION** mit physiologischer Kochsalzlösung anlegen und
- in die Klinik mitfahren
  (*es könnte sein, daß der Patient während der Fahrt erbricht und aspiriert*).

NOTFALLMEDIZIN 1.0   Frage 4

❸ Das **HYPOGLYKÄMISCHE** Koma ist durch 2 pathophysiologische Komponenten gekennzeichnet:

1. die **ADRENERGE GEGENREGULATION**.

    Das wirksamste Hormon zur Freisetzung von Glucose ist das Adrenalin. Es wirkt am schnellsten und am effektivsten.

    Adrenalin regt den Kreislauf maximal an; es kommt zu

    - **KALTEM SCHWEISS**,
    - **ZITTERN**,
    - **UNRUHE**,
    - **HERZKLOPFEN**.

    Das Hormon der Bauchspeicheldrüse, das Glucagon ist langsam und bewirkt nur in den Leberzellen einen Abbau von Glykogen zu Glucose.

2. die **NEUROGLUCOPENISCHEN SYNDROME**.

    Hierbei handelt es sich um unspezifische, diffuse **STÖRUNGEN DES ZNS**, wie

    - Konzentrationsstörungen,
    - Verwirrtheit,
    - Gedächtnisstörungen,
    - Sehstörungen und
    - Halluzinationen bis hin zu
    - Krämpfen und
    - Koma.

☞ *Vorsicht: Hypoglykämien können bleibende Hirnstörungen verursachen!*

Für die Sofortdiagnostik wird empfohlen, einen **BLUTZUCKERTEST** durchzuführen. Eine Blutglucose unter 50 mg% beweist Ihre Verdachtsdiagnose.

▱ Therapeutische Maßnahmen:

- ○ **STABILE SEITENLAGE**, um die Atemwege freizumachen,
- ○ dann eine 40 %ige **GLUCOSELÖSUNG** langsam i.v. spritzen.

Normalerweise erlangt der Patient sehr rasch das Bewußtsein wieder. *Wenn nicht, kann man davon ausgehen, daß bereits eine manifeste Hirnschädigung vorliegt.*

- Wenn der Patient wieder ganz klar ist, soll er sofort Kohlenhydrate zuführen (*Kekse, Bananen, Schokolade, Brot*), um den Blutzuckerspiegel konstant zu halten.

Frage 4

NOTFALLMEDIZIN 1.0

❹ Das **URÄMISCHE KOMA** stellt eine schwere Ausscheidungsstörung dar.

☞ *Vorsicht: auch die **BEGINNENDE NIERENINSUFFIZIENZ** kann rasch in ein urämisches Koma übergehen.*

Von seiten des **ZNS** hat man die selben unspezifischen Gehirnzeichen

- Müdigkeit,
- Abgeschlagenheit,
- Sehstörungen,
- Krämpfe

wie bei allen anderen Komaformen auch.

Begleitbefunde:

Da meistens eine **ACIDOSE** vorliegt, ist beim Patienten eine Hyperventilation zu bemerken

➡ ***Kussmaul'sche Atmung,***

sowie durch die **HYPERKALIÄMIE** eine **MUSKELSCHWÄCHE** und eine **BRADYCARDIE**. Durch die Wasserretention ist der **BLUTDRUCK**, vornehmlich der diastolische Wert, sehr **HOCH**. Oft liegt eine **RENALE ANÄMIE** vor: die Haut sieht gelblich-grau aus.
Fast immer kann man einen **FOETOR URÄMICUS** (*Patient riecht nach Urin*) wahrnehmen.

Im weiteren Verlauf des urämischen Komas stellen sich **THROMBOZYTOPATHIEN** mit einer Verbrauchskoagulopathie ein

➡ das **HÄMOLYTISCH-URÄMISCHE SYNDROM**.

📂 Therapeutische Maßnahmen:

- ○ Lagerung mit erhöhtem Oberkörper
  (*Lungenödemgefahr wegen der Wasserretention*) und
- ○ in die Klinik transportieren.

☞ *Hier sollten Sie ausnahmsweise **KEINEN** venösen Zugang mit Infusion legen, da in der Klinik der Patient sowieso an die Dialysemaschine kommt.*
Das Krankenhauspersonal freut sich nicht, wenn Sie vorher alle brauchbaren Venen zerstochen haben.

NOTFALLMEDIZIN 1.0 — Frage 5

5) Was ist der Schockindex?

Frage 5

NOTFALLMEDIZIN 1.0

Antwort:

☒ Das Verhältnis von Pulswert zum Wert des systolischen Blutdrucks.

Der **SCHOCK** ist eine **PERIPHERE DURCHBLUTUNGSSTÖRUNG**. Im Schockzustand werden nur noch die „wichtigen" Organe, wie

- Herz,
- Lunge und
- Gehirn

durchblutet, alle anderen Organe sind von der Zirkulation ausgenommen.

Diese **UMVERTEILUNG DES ZIRKULIERENDEN BLUTES** übernimmt der **SYMPATHICUS**, daher geht der Schockzustand mit Zeichen der sympathischen Erregung einher.

- Die peripheren Hautgefäße sind kontrahiert, d. h. die Haut fühlt sich **KALT** an,
- gleichzeitig sind die Schweißdrüsen durch Adrenalin stimuliert

  ➡ es entsteht der **KALTE SCHWEISS**.

- Der Patient sitzt in der Ecke mit **GROSSEN PUPILLEN, ATMET** beschleunigt und **FRIERT**.
- Da das Gehirn noch durchblutet ist, kommt es im „normalen" Schock **NICHT** zur **BEWUSSTLOSIGKEIT**.

Der Schockindex ist ein Wert, der angibt, wie **BEDROHLICH** ein Schockzustand ist, bzw. kann man anhand des systolischen Blutdrucks und der Pulsfrequenz erkennen, ob ein Patient in einen Schockzustand hineinrutscht.

Ab einem Verhältnis Puls zu systolischem Blutdruck von **1:1** spricht man von einem Schock; ein Verhältnis von **3:2** ist schon sehr bedrohlich.

Zum Vergleich: beim Gesunden ist der Puls in Ruhe 60, der systolische Blutdruck 120; das entspricht einem Verhältnis von 1:2.

Der Schockindex ist hauptsächlich zur verwenden bei **HYPOVOLÄMISCHEN** (*hämorrhagischen*) **SCHOCK**.

Es müssen nicht immer Blutungen nach außen vorliegen; beispielsweise können bei einer Beckenfraktur mehrere Liter Blut ins Gewebe oder in die Bauchhöhle gelangen.

📁 Therapeutische Maßnahmen:

- ○ **INFUSION** als Volumenersatz und
- ○ selbstverständlich Transport in die Klinik.

6) Welche Konzentration hat eine physiologische Kochsalzlösung?

Frage 6

NOTFALLMEDIZIN 1.0

Antwort:

☒ 0,9 %.

Ab einem Blut- oder Plasmaverlust von über 500 ml kann es zu einer Umverteilung des zirkulierenden Bluts

➡ *HYPOVOLÄMISCHER SCHOCK*

kommen. Dabei ist es sinnvoll, möglichst schnell **VOLUMEN** zuzuführen, da sonst die, im Schock nicht durchbluteten Organe (*wie z. B. die Niere*) innerhalb kürzester Zeit Schäden davontragen.

Am idealsten wäre es, dem Patienten (*eigenes Blut*) zu infundieren. Deshalb legt man den Patienten als erstes in die sog. **SCHOCKLAGE:**

- Oberkörper flach auf den Boden und
- die Beine hoch.

Dadurch kommt es zum vermehrten venösen **ABSTROM DES BLUTES AUS DEN BEINEN**. Es gibt Messungen, daß man durch diese „Autotransfusion" (*das Hochlegen der Beine*) dem Kreislauf 500 bis 800 ml Blut wieder zuführen kann. Das ist beim Blutverlust (*beim Knochenbruch z. B.*) natürlich keine endgültige Lösung, bis zur Ankunft des Notarztes oder bis zum Eintreffen im Krankenhaus ist es jedoch eine gute Überbrückung.

Um diese **AUTOTRANSFUSION** zu unterstützen könnte man intravenös weitere Flüssigkeit zuführen. Wenn man nur Wasser infundieren würde, würde man eine Verschiebung des Säure-Basen-Gleichgewichts hervorrufen und eine Veränderung des osmotischen Drucks. Deshalb setzt man der Flüssigkeit Salze zu, so daß der osmotische Druck der Infusionsflüssigkeit genau dem des Bluts entspricht.

Die einfachste Möglichkeit diesbezüglich ist die **KOCHSALZLÖSUNG** (*Kochsalz ist das „Haupt-Ion" im Extrazellularraum*). Man wählt zweckdienlicherweise die gleiche Konzentration wie sie im Blut vorliegt:

0,9 %.

Fertige Infusionslösungen, die es in der Apotheke zu kaufen gibt, haben auch noch andere Salze und eventuell Glukose zugesetzt, aber alles in der gleichen Konzentration, wie es auch im Blutplasma vorliegt.

☞ *Beispiel: Ringerlösung.*

NOTFALLMEDIZIN 1.0 — Frage 7

7) Ein Gegenstand steckt gut sichtbar in einer nicht mehr blutenden Wunde.

Was ist zu tun?

Frage 7

NOTFALLMEDIZIN 1.0

Antwort:

☒ Fremdkörper belassen,
☒ Umgebung wenn machbar, steril abdecken und
☒ in die Klinik schicken.

Bei sog. **PFÄHLUNGSVERLETZUNGEN** sollte man nicht an dem Gegenstand herumlaborieren.
Meistens haben die Fremdkörper eine **BLUTUNGSHEMMENDE WIRKUNG**, so daß der Zirkus erst richtig losgeht, wenn man den Gegenstand aus der Wunde herauszieht.
Die Möglichkeit, schnell und sicher stark blutende Wunden zu versorgen hat man nur im Rahmen einer **OPERATION**.

☞ Fremdkörper im Thoraxbereich können selbst einen Pneumothorax verschließen, eine ähnliche Wirkung hat sonst nur ein Druckverband mit dem dachziegelartig geklebtem Pflaster.

Also, bezähmen Sie ihre Neugierde und überlassen Sie die Arbeit dem Chirurgen.

📂 Wenn Sie etwas tun wollen, decken Sie die Umgebung des Fremdkörpers steril mit einem **VERBANDPÄCKCHEN** ab; die Verletzung sieht für den Patienten dann auch nicht mehr so eigenartig aus.

NOTFALLMEDIZIN 1.0 — Frage 8

8) Beschreiben Sie die Durchführung einer Atemspende beim Bewußtlosen!

Frage 8 — NOTFALLMEDIZIN 1.0

Antwort:

- ☒ 1. Atemwege frei machen,
- ☒ 2. Kopf überstrecken,
- ☒ 3. Mund des Verletzten zuhalten, mit den Lippen fest die Nase des Verletzen umschließen und ausatmen.

Wenn Sie zu einem Patienten gerufen werden, der reglos am Boden liegt, geht man nach folgendem Schema vor:

❶ **PRÜFUNG DES BEWUSSTSEINS:**

Man ruft den Patienten beim Namen (*in Ausnahmefällen ist auch „Äi, Sie" erlaubt*). Wenn er nicht reagiert, schüttelt oder zwickt man ihn. Wenn er immer noch nicht reagiert, stellt man somit die Diagnose „bewußtlos".

❷ Beim Bewußtlosen fühlt man als nächstes an den unteren Rippen, ob sich eine **ATEMEXKURSION** tasten läßt.

Wie Sie sich noch erinnern, werden in Ruhe bevorzugt die unteren Lungenanteile belüftet, so daß Sie hier einfach die größte Wahrscheinlichkeit haben, fündig zu werden.

Wenn Sie keine Atembewegungen ertasten können, gehen Sie nach dem **NOTFALL-ABC** vor:

NOTFALLMEDIZIN 1.0   Frage 8

ATEMWEGE FREIMACHEN.

☞ Oft wird ein Atemstillstand durch eine Behinderung des Luftstroms im **RACHENBEREICH** hervorgerufen:

- Erbrochenes,
- Gebiß oder
- durch das Zurücksinken des Zungengrundes
  (*mal einen Blick in den Anatomieatlas werfen: der Zungenmuskel reicht fast hinunter bis zur Stimmritze und hat ein ganz beachtliches Gewicht*).

Prinzipiell gilt:

2 Paar Handschuhe anziehen und Alles, was nicht festgewachsen ist, **RAUSRÄUMEN**. Danach den **KOPF ÜBERSTRECKEN** und nochmal testen, ob die Atmung jetzt funktioniert. Wenn nicht, tritt B in Kraft.

BEATMEN.

Ob Ihnen die **MUND-ZU-MUND-** oder die **MUND-ZU-NASE**-Beatmung mehr liegt, probieren Sie am besten aus (*vorher, im Rahmen Ihrer Ausbildung oder beim Roten Kreuz!*).

- Die **MUND-ZU-NASE-ATEMSPENDE**:
  Der Helfer kniet neben dem Patienten, überstreckt den Kopf, drückt den Unterkiefer nach oben und **VERSCHLIESST** dadurch **DEN MUND**. Dann tief einatmen, mit den Lippen fest die Nase des Verletzen umfassen und ausatmen (*falls Sie ein sauberes Taschentuch mit sich führen, können Sie es dem Verletzen auf die Nase legen und durch das Taschentuch beatmen*). Wenn Sie aus den Augenwinkeln sehen, daß der **THORAX** sich **HEBT**, haben Sie alles richtig gemacht.

- Die **MUND-ZU-MUND-BEATMUNG** funktioniert im Prinzip genauso, nur daß jetzt die **NASE ZU-GEHALTEN** und der halb geöffnete Mund beatmet wird. Auch hier ist es wichtig, daß die Lippen des Helfers sich um die Lippen des Verletzen dicht schließen.
  Das Ganze 5 mal wiederholen, dann zu Punkt C.

☞ Wichtig (*auch für die Prüfung!*): immer darauf achten, daß der Kopf des Verletzen bei der Atemspende **ÜBERSTRECKT** ist! Sonst nützt die beste Atemspende nichts.

Frage 8 NOTFALLMEDIZIN 1.0

CIRCULATION (*KREISLAUF*)

Meistens liegt beim Atemstillstand auch ein **KREISLAUFSTILLSTAND** vor (*ist eine Frage der Zeit*). Sie können sich jedoch kurz überzeugen und den Puls aufsuchen. Natürlich nehmen Sie in einer Notfallsituation nicht die A. radialis (*die ist beim Schock auch nicht zu tasten*), sondern große, **ZENTRALE ARTERIEN**: die **A. CAROTIS** oder den **HERZSPITZENSTOSS** selber. Wenn Sie keinen Puls fühlen können, beginnen Sie mit der **HERZDRUCKMASSAGE**.

☞ *Voraussetzung für eine Herzdruckmassage ist eine HARTE UNTERLAGE, im Bett kann man nicht reanimieren.*

Das Prinzip ist, das Herz zu rhythmisch komprimieren und so den Herzschlag zu imitieren. Man legt den Handballen der rechten Hand auf das Sternum, etwa 3 Querfinger oberhalb des Processus xiphoideus, den Handballen der linken Hand gekreuzt auf die Handwurzelknochen der rechten Hand und läßt sich mit dem Oberkörper auf die gestreckten Arme fallen. Man soll das Sternum des Verletzten um 4 cm nach unten drücken. Das wiederholen Sie im Sekundenrhythmus 15 mal.

- Wenn Sie alleine sind, reanimieren Sie im Verhältnis

    2 x beatmen, 15 x Herzdruckmassage,

- • wenn Sie zu zweit sind, im Verhältnis

    1 x beatmen und 5 x Herzdruckmassage.

☞ Zum üben **NIE** bei Freunden oder sonstigen leichtsinnigen Verwandten, bzw. untereinander ausprobieren. Immer am Reanimationsphantom (*Rotes Kreuz oder jede gute Heilpraktikerschule*) üben.

Sie können beim Gesunden ein **KAMMERFLIMMERN** auslösen!!

NOTFALLMEDIZIN 1.0   Frage 9

9) Welche Aussage ist richtig?

Bei einer Verätzung des Auges mit Säure muß ...

- A) sofort mit Lauge gespült werden.
- B) sofort mit Wasser gespült werden.
- C) sofort operiert werden.
- D) kann als Erstmanifestation ein akuter Glaukomanfall entstehen.
- E) das Auge in erster Linie steril abgedeckt werden.

Frage 9

NOTFALLMEDIZIN 1.0

Antwort:

☒ Lösung B.

Die **KONJUNKTIVA** und die **HORNHAUT DES AUGES** sind empfindlicher gegenüber Schädigungen als das Plattenepithel der Haut. Wenn Säure ins Auge gekommen ist, muß deshalb rasch gehandelt werden. Säure führt zur Koagulation von Eiweißen, d. h. die Säure verursacht **ZELLNEKROSEN**.

☞**JE LÄNGER DIE SÄURE EINWIRKT, DESTO AUSGEDEHNTER SIND DIE NEKROSEN.**

Ⓐ *Wer im Chemieunterricht aufgepaßt hat, könnte sich jetzt erinnern daß man Säuren mit Laugen neutralisieren kann.*
Diese Überlegung ist richtig, wenn auch unvollständig.

Bei der Neutralisationsreaktion wird zusätzlich noch ein gerüttet Maß an **WÄRME** frei. Falls jemand also auf die Idee kommen sollte, Lauge über eine säureverätzte Stelle zu schütten, hätte der Patient zusätzlich zu den Verätzungsschäden noch **VERBRENNUNGSSCHÄDEN**.

Ⓑ Deshalb ist das beste, man spült sofort die Säure aus dem Auge. Ob man jetzt warmes oder kaltes, steriles oder unsteriles **WASSER** nimmt, ist nebensächlich;

☞*Hauptsache ist, man handelt SCHNELL.*

Am besten ist es, der Patient hält das Auge unters fließende Wasser, zweckdienlicherweise sollte das Wasser nach **LATERAL** (*nach außen*) abfließen, da sonst die herausgespülte Säure ins andere Auge kommen könnte.

Ⓒ Eine **OPERATION** ist dann angebracht, wenn sich **FREMDKÖRPER** in oder auf der Hornhaut befinden. Fremdkörper erscheinen meist als schwarzer oder weißer Punkt im Auge und der Patient hat ein konjunktivales Reizgefühl.

NOTFALLMEDIZIN 1.0 Frage 9

Ⓓ Ein **AKUTER GLAUKOMANFALL** entsteht bei einer akuten Verlegung des Schlemm'schen Kanals. Bei einer Verätzung entstehen Nekrosen, also ein völlig anderer Pathomechanismus.

☠ *Als Spätfolge kann allerdings ein Sekundärglaukom entstehen, nämlich wenn die Vernarbungen den Schlemm'schen Kanal beeinträchtigen.*

Ⓔ Eine **STERILE ABDECKUNG** ist hier schon etwas wenig. Eine sterile Abdeckung verhindert nur die Kontamination der Wunde mit Keimen, die in der Luft sind, sonst bewirkt der Verband nichts.
Bei einer Säureverätzung ist also „Action" angesagt.

Selbstredend schickt man den Patienten nach dem Augenspülen in die AUGENKLINIK. Es können bei inadäquater Behandlung

☠ *Nekrosen der Hornhaut,*
☠ *Verwachsungen der Bindehaut oder das, oben erwähnte*
☠ *Sekundärglaukom entstehen.*

☞ *Alle Komplikationen können zu einer **ERBLINDUNG** führen!*

NOTFALLMEDIZIN 1.0   Frage 10

10) Ordnen Sie die charakteristischen Symptome zu:

1. hypoglykämisches Koma
2. Koma diabeticum (*Insulinmangelkoma*)
3. Hyperthyreotes Koma
4. Addison-Krise

a) Bauchweh
b) Delir
c) Rektaltemperatur 40,5°C
d) verstärkte Hautpigmentierung

Frage 10

NOTFALLMEDIZIN 1.0

Antwort:

☒ Lösung ❶ -ⓑ
❷ -ⓐ
❸ -ⓒ
❹ -ⓓ

❶ *Erinnern Sie sich an die Frage 4?*

Beim **HYPOGLYKÄMISCHEN KOMA** gibt es 2 Arten der Symptomatik:

- die erste beruht auf der **ERREGUNG DES SYMPATHICUS** (*Adrenalin erhöht den Blutzucker!*). Der Patient ist

    ○ nervös,
    ○ zittert, ist
    ○ kaltschweißig und klagt über
    ○ Herzklopfen.

- die zweite Art wird hervorgerufen wegen der **MINDERVERSORGUNG DES GEHIRNS**:

    ○ Konzentrationsschwäche,
    ○ Gedächtnisstörungen,
    ○ Sehstörungen,
    ○ Lethargie,
    ○ Krämpfe bis hin zum
    ○ Koma.

Diese neurologischen Erscheinungen betreffen diffus das ganze Gehirn und gehören somit zu den **UNSPEZIFISCHEN NEUROLOGISCHEN SYNDROMEN**.

NOTFALLMEDIZIN 1.0 Frage 10

[Spezifisch heißt, daß man auf die Art (und ev. die Lokalisation) der Schädigung zurückschließen kann: z. B. macht eine Einblutung in die Capsula interna sowohl eine pyramidale wie auch eine extrapyramidale Schädigung.
Unspezifisch heißt, daß man die Art der Schädigung nicht ohne weiteres aus der Symptomatik ableiten kann: bei allen unspezifischen Störungen sind die Symptome seitens des ZNS in etwa gleich: Leberkoma, urämisches Koma, hypoglykämisches Koma, Alkoholdelir etc.]

Da sich das hypoglykämische Koma schnell entwickelt, sind auch die ZNS-Symptome stark ausgeprägt:

- Desorientiertheit
- Illusionen,
- psychomotorische Unruhen (➠ Delir)

📂 Therapeutische Maßnahmen:

- **STABILE SEITENLAGE** und
- Atemwege freimachen;
- **GLUCOSE** i.v.,

den Rest macht die Klinik.

Frage 10 NOTFALLMEDIZIN 1.0

❷ Das **INSULINMANGELKOMA** (*ketoazidotisches Koma*) entwickelt sich meist **LANGSAM** innerhalb von Tagen aus einen sog. Präkoma heraus.

- Der Patient wird zunehmend müde,
- hat eine „lange Leitung",
- viel **DURST** und
- eine **POLYURIE**.
- Dann kommt es zu einer zunehmenden Bewußtseinstrübung mit der **KUSSMAUL'SCHEN ATMUNG** und
- dem **ACETONGERUCH** der Ausatemluft.
- Die Haut ist **ROT UND TROCKEN**,
- die **AUGENBULBI WEICH** (*aufgrund des Wassermangels*) und
- der **BLUTDRUCK NIEDRIG**.
- Mit Einsetzen der Bewußtlosigkeit kann es auch aufgrund des Zuckergehalts des Blutes zu einer sog. **PSEUDOPERITONITIS DIABETICA** kommen: die Patienten klagen über Bauchweh.

📂 Therapeutische Maßnahmen:

    ○ **FLÜSSIGKEITSZUFUHR** i.v.;
    ○ beim Transport in die Klinik immer dabeibleiben; es ist möglich, daß der Patient erbricht und aspiriert.

    📖 **siehe Frage # 4**

NOTFALLMEDIZIN 1.0   Frage 10

❸ Das **HYPERTHYREOTE KOMA** oder die **THYREOTOXISCHE KRISE** wird von einer überhöhten Konzentration von **SCHILDDRÜSENHORMONEN** hervorgerufen. Schilddrüsenhormone regen allgemein den Stoffwechsel an. Im hyperthyreoten Koma hat der Patient

- **FIEBER** über 40 °C,
- eine **TACHYKARDIE**, die später in eine absolute Arrhythmie übergeht, sowie
- **ERBRECHEN** und **DURCHFÄLLE**.

📂 Therapeutische Maßnahmen:

○ **FLÜSSIGKEITSZUFUHR** und
○ ab in die Klinik.

Frage 10 NOTFALLMEDIZIN 1.0

❹ Die **ADDISON-KRISE** ist meist eine akute Exazerbation einer bekannten **NEBENNIERENRINDEN-INSUFFIZIENZ**.

📖 *Rekapitulieren Sie kurz: aus der Nebennierenrinde kommen die Hormone Aldosteron (Wasserrückresorption) und Cortison. Cortison setzt Adrenalin aus dem Nebennierenmark frei.*

Beim Patienten sind meistens schon länger

- **NIEDRIGE BLUTDRUCKWERTE** (*Wassermangel*) und
- **UNTERGEWICHT** bekannt. Oft haben die Patienten
- **HEISSHUNGERANFÄLLE** wegen einer **HYPOGLYKÄMIE**. Manchmal kann man in der Anamnese
- **TBC** oder das
- **WATERHOUSE-FRIDRICHSEN-SYNDROM** (*Meningokokkensepsis*) erfahren.

➡ Differentialdiagnostisches Kennzeichen des M. Addison ist die **PIGMENTIERTE HAUT**. Da Cortison fehlt, wird der Regelkreis Nebennierenrinde ↔ Hypophyse angeworfen und es wird sehr viel **ACTH** ausgeschüttet. Das ACTH ist Teil eines größeren Moleküls. Die anderen Teile sind ein Endorphin und ein Hormon, das die Melanozyten der Haut stimuliert. Mit jedem ausgeschütteten ACTH-Molekül bekommt der Patient eine dunkler gefärbte Haut.

Bei der **ADDISON-KRISE** (*der Körper kann sich nicht mehr Streßsituationen anpassen*) hat der Patient einen **AKUTEN VERFALL DER KÖRPERKRÄFTE**, sogar das Sprechen fällt ihm schwer.

Es entstehen **GASTROINTESTINALE ERSCHEINUNGEN**, wie

- Erbrechen,
- Koliken,
- Bauchweh oder
- Durchfall.
- Der **PULS** ist sehr **SCHWACH** und wegdrückbar (*pulsus mollis*).

Im Anfang ist die Körpertemperatur erniedrigt, später bekommt der Patient das

- Durstfieber (*Fieber aufgrund einer Exsikkose*).

📖 **siehe Amtsarztfragen Hämatologie**

📂 Therapeutische Maßnahmen:

○ **FLÜSSIGKEITSZUFUHR**; wenn Sie die Wahl haben, nehmen Sie eine natriumreiche und kaliumarme Elektrolytlösung.
○ Der Patient muß unbedingt in die Klinik, da die Addison-Krise lebensbedrohlich ist.

NOTFALLMEDIZIN 1.0　　　　　　　　　　　　　　Frage 11

11) **Welche Aussage ist richtig?**

Ein Brillenhämatom weist hin auf ...

- **A)** Gehirnquetschung
- **B)** Subarachnoidalblutung
- **C)** Schädelbasisbruch
- **D)** Orbitabodenfraktur
- **E)** Meningitis

Frage 11 NOTFALLMEDIZIN 1.0

Antwort:

☒ Lösung C.

C) Das **BRILLENHÄMATOM** ist eine **EINBLUTUNG IN DIE GEWEBE DER ORBITA**.
Bei einem vorderen **SCHÄDELBASISBRUCH** dringt das Blut aus den Schädelknochen entlang der Schädelbasis in Richtung Orbita vor und führt zu einem, in diesem Fall beidseitigen Hämatom der Orbita. Je nach Lage der Schädelbasisfraktur kann auch nur eine Orbita betroffen sein, man spricht dann von einem **MONOKELHÄMATOM**.

➠ Differentialdiagnostisch zu unterscheiden ist das Brillen- oder Monokelhämatom vom „Veilchen" nach „ungeschickter Argumentation" beispielsweise dadurch, daß beim „Veilchen" die **INNENSEITE DER LIDER** nicht von der Einblutung durchsetzt ist, beim Brillen- oder Monokelhämatom ist das Hämatom auch auf der Konjunktivaseite der Lider sichtbar.

📂 Therapeutische Maßnahmen:

- Beim Schädelbasisbruch, wenn der Patient nicht bewußtlos ist, den **KOPF HOCH-LAGERN**, um dem Ödem entgegenzuwirken.
- Als Schockprophyllaxe eine **INFUSION** anhängen und natürlich
- in die Klinik bringen lassen.

A) Eine **GEHIRNQUETSCHUNG** wird sich in sog. **HERDSYMPTOMEN** bemerkbar machen. Man würde, entsprechend der Lokalisation der Verletzung **NEUROLOGISCHE AUSFALLSSYMPTOME** finden.
📖 siehe Frage # 12

NOTFALLMEDIZIN 1.0   Frage 11

B) Eine **AKUTE SUBARACHNOIDALBLUTUNG** führt schlagartig zu **SCHWERSTEM KOPF-SCHMERZ** mit Erbrechen.

Die Symptomatik setzt oft während Einsatz der Bauchpresse ein ...

- Heben,
- Stuhlgang,
- Niesen.

Pathophysiologich handelt es sich meist um die **RUPTUR EINES ANEURYSMAS**. Bei der Untersuchung fällt immer eine **NACKENSTEIFE** auf (*auch beim bewußtlosen Patienten*).

📂 Therapeutische Maßnahmen:

Wenn der Patient bewußtlos ist,

○ das **NOTFALL-ABC**
📖 **siehe Frage # 8**

Wenn der Patient bei Bewußtsein ist,

○ **INFUSION** anlegen,
○ Schmerzbekämpfung,
○ und natürlich ab in die Klinik!

Ein **CHRONISCHES SUBDURALHÄMATOM** entwickelt sich nach einem kleinen **KOPFTRAUMA** nach einem (z. T. monatelangen) **FREIEN INTERVALL**.
Es sind hauptsächlich **ÄLTERE MENSCHEN** betroffen. Der Patient trübt einfach immer mehr ein:

CHRONISCHER DIFFUSER HIRNSCHADEN mit

- Konzentrationsschwäche,
- Müdigkeit,
- Leistungsschwäche.

📂 Therapeutische Maßnahmen:

○ Der Patient muß schnell in die Klinik zur Operation.

Frage 11 — NOTFALLMEDIZIN 1.0

Ⓓ Eine **FRAKTUR DES ORBITABODENS** (*blow-out-Fraktur*) entsteht z. B. wenn man einem Squash-Ball nicht schnell genug ausweicht. Der Ball drückt den Augenbulbus nach innen unten und dieser perforiert die unteren knöchernen Orbitaanteile.

Das hört sich so schlimmer an, als es ist: der untere Orbitaboden besteht aus ganz zarten Knöchelchen, die oft auch Lücken zwischeneinander haben. Der Augenbulbus ist, im Gegensatz dazu, recht hart (Augeninnendruck!).
*Fazit: dem Auge selbst passiert meist weniger als man annimmt; es stimmt lediglich die Stellung des Auges nicht mehr: der Patient hat **DOPPELBILDER**.*

📂 Therapeutische Maßnahmen:

　　　　　O Der Orbitaboden wird in der Klinik **OPERATIV** rekonstruiert.

Ⓔ Eine **ENTZÜNDUNG DER HIRNHÄUTE** erkennt man an der

　　● **NACKENSTEIFIGKEIT**.

An klinischen Symptomen kommt meist noch eine

　　● **LICHTSCHEU** und
　　● **BRECHREIZ** hinzu.

Da eine Meningitis ist immer nur ein **BEGLEITSYMPTOM** einer anderen Krankheit ist, hängen Prognose, Therapie und weitere Begleiterscheinungen von der Grundkrankheit ab.

NOTFALLMEDIZIN 1.0 — Frage 12

12) Nennen Sie 5 Ursachen für eine Bewußtlosigkeit und erläutern Sie jeweils die nötigen Sofortmaßnahmen!

Frage 12 — NOTFALLMEDIZIN 1.0

Antwort:

☒ 1. Apoplex 📂 Infusion legen und auf den Notarzt warten; sichern der Vitalfunktionen.

☒ 2. Herzinfarkt 📂 Sicherung der Vitalfunktionen.

☒ 3. Schädel-Hirn-Trauma 📂 Sicherung der Vitalfunktionen; Kopf hoch lagern bei bewußtseinsklaren Patienten.

☒ 4. Subarachnoidalblutung 📂 Sicherung der Vitalfunktionen.

☒ 5. Anaphyllaktischer Schock 📂 Sicherung der Vitalfunktionen; Infusion, Cortison, Antihistaminikum.

📂 Allgemeine Therapeutische Maßnahmen beim Bewußtlosen:

- Bei einem **BEWUSSTLOSEN** Patienten ist immer das **NOTFALL-ABC** anzuwenden.

- Wenn ein Bewußtloser gleichzeitig einen Herz/Kreislauf- **und** einen Atemstillstand hat, muß er **REANIMIERT** werden.

- Ein Bewußtloser, dessen Herz schlägt und der atmet, kommt in die **STABILE SEITENLAGE**.

- Wenn er in der stabilen Seitenlage liegt, können Sie sich überlegen, was Sie weiter tun wollen: Infusionen, Kopf hoch lagern etc.

☞ *Aber bitte **IMMER IN DIESER REIHENFOLGE** vorgehen!*

NOTFALLMEDIZIN 1.0   Frage 12

Prinzipiell kann eine Bewußtlosigkeit durch folgende Umstände hervorgerufen werden:

❶ APOPLEX.

Wenn es sich um eine **HIRNMASSENBLUTUNG** handelt, ist immer eine Bewußtlosigkeit zu diagnostizieren. Eine **ISCHÄMIE** geht nur in einem Teil der Fälle mit einer Bewußtlosigkeit einher.

📂 Therapeutische Maßnahmen:

- O Venösen Zugang legen,
- O bei Unruhe beruhigen.

☞ *Vorsicht: bei einem Patienten mit Massenblutung immer auf den Notarzt warten. Der Patient ist nicht transportfähig!*

❷ Eine SUBARACHNOIDALBLUTUNG.

Eine Subarachnoidalblutung geht mit **STÄRKSTEN KOPFSCHMERZEN** und **MENINGEALEN ZEICHEN** einher.

📂 Therapeutische Maßnahmen:

- O Venöser Zugang;
- O auf den Notarzt warten.
- 📖 **siehe Frage # 11**

❸ HERZ/KREISLAUF-STILLSTAND.

Ein Kreislaufstillstand geht ebenfalls immer mit einer Bewußtlosigkeit einher.

➡ Ursachen für einen Kreislaufstillstand können sein:

- ● alle Herzerkrankungen (*z. B. Herzinfarkt*),
- ● Ertrinken,
- ● Vergiftungen,
- ● Traumata oder
- ● Endphasen bei Schockzuständen (*Beispiel: anaphylaktischer Schock*).

📂 Therapeutische Maßnahmen:

- O Beim Bewußtlosen mit Kreislaufstillstand machen Sie....., na, was?
  Natürlich, Sie beten Ihr **NOTFALL-ABC** runter. Wenn der Patient wieder Kreislauf- und Atemfunktionen erkennen läßt, den Patienten in die **SCHOCKLAGE** bringen und ab in die Klinik.

❹ Alle **KOMAFORMEN** münden in eine Bewußtlosigkeit. Es gibt das

- hepatische Koma,
- das hyperglykämische und
- das ketoazidotische Koma (*Insulinmangelkoma*),
- das hypoglykämische Koma,
- das hypophysäre Koma,
- die Addison-Krise,
- die thyreotoxische Krise und
- das urämische Koma.

📝 Therapeutische Maßnahmen:

- ○ wie gehabt; bei intakter Kreislauf- und Atemfunktion kommt der Patient in die **STABILE SEITENLAGE**;
- ○ bei allen Komata, außer dem urämischen Koma, legen Sie eine **INFUSION** an;
- ○ beim hypoglykämischen Koma spritzen Sie 40%ige **GLUCOSE LÖSUNG** i.v.

❺ Das **SCHÄDEL-HIRN-TRAUMA**.

Bei Prozessen innerhalb der Schädelkapsel kann das Gehirn gedrückt werden

➡ Bewußtlosigkeit.

Nach einem Unfall mit Schädel-Hirn-Beteiligung kann sich rasch ein **ÖDEM** entwickeln. Zeichen sind

- veränderte Pupillenreaktionen,
- Krampfanfälle oder
- seitendifferente Spontanbewegungen.

📖 siehe Frage # 27

❻ **VERGIFTUNGEN**.

Besonders bei Vergiftungen mit **LOKALANÄSTHETIKA** kann es zu Bewußtlosigkeit kommen.

☞ *Zu den Lokalanästhetika gehört natürlich auch **PROCAIN** und verwandte Neuraltherapeutika, die verheerende Schäden anrichten können, wenn sie versehentlich in Arterien geraten, die zum Gehirn führen (A. carotis, A. vertebralis).*

Andere **MEDIKAMENTE** sind z. B. Antidepressiva, Schlafmittel (Barbiturate), Neuroleptika, Opium und verwandte Medikamente oder selbst Antihistaminika; *hierbei ist abzuklären, in wie weit ein Selbstmordversuch vorliegt (Abschiedsbrief z. B.).*

NOTFALLMEDIZIN 1.0　　　　　　　　　　　　　　　Frage 13

13) Welche Aussage/n ist/sind bezüglich der Kohlenmonoxidvergiftung richtig?

- a) CO bindet sich besonders gut an Hämoglobin.
- b) Der Patient muß sofort in die stabile Seitenlage gebracht werden.
- c) Der Patient muß sofort an die frische Luft.
- d) Der Patient muß sofort in die Schocklage gebracht werden.
- e) Der Patient darf nur unter Beachtung besonderer Vorsichtsmaßnahmen beatmet werden.

- A) Alle Aussagen sind richtig.
- B) Nur Aussagen a, b und c sind richtig.
- C) Nur Aussagen b, d und e sind richtig.
- D) Nur Aussagen a und d sind richtig.
- E) Nur aussagen b und e sind richtig.

Frage 13

NOTFALLMEDIZIN 1.0

Antwort:

☒ Lösung B.

Das Problem bei Vergiftungen ist, daß sich die klinischen Symptome z. T. erst nach einer gewissen **LATENZZEIT** entwickeln.

(b) Deshalb ist es sinnvoll, den Patienten sicherheitshalber in die **STABILE SEITENLAGE** zu bringen (*mit überstrecktem Kopf*), um die Atemfunktion zu sichern. Man sollte, bis die Sanitäter eintreffen, in kürzeren Abständen die **KREISLAUFFUNKTIONEN TESTEN** (*Puls fühlen*), um einen Schockzustand frühzeitig zu erkennen.
Im Schock bringt man den Patienten in die Schocklage (*Beine hoch*), wenn er bei Bewußtsein ist; wenn er bewußtlos ist, bleibt er in der stabilen Seitenlage liegen. In beiden Fällen ist es sinnvoll, eine **INFUSION** anzulegen (*wenn man eine bei der Hand hat*).

(a) Eine **KOHLENMONOXIDVERGIFTUNG** verursacht eine **ALLGEMEINE MINDERVERSORGUNG DER PERIPHERIE MIT SAUERSTOFF**. CO bindet sich sehr fest an das Hämoglobin und besetzt so die Plätze, die eigentlich für den Transport von Sauerstoff gedacht waren.

(c) Als Erstmaßnahme **ENTFERNT** man den Patienten aus der vergifteten Atmosphäre. Da man das CO nicht so ohne weiteres aus dem Erythrozyten wieder heraus bekommt, führt man dem Patienten möglichst **VIEL SAUERSTOFF** über die Einatemluft zu (*Sauerstoffüberdruckbeatmung*) - sofern die Geräte vorhanden sind.

(d) In die **SCHOCKLAGE** wird der Patient erst dann gebracht, wenn sich **SCHOCKANZEICHEN** mehren und der Patient bei Bewußtsein ist. Im „Normalfall" einer Vergiftung wird der Patient im Rahmen der Erst-hilfe in die **STABILE SEITENLAGE** gebracht.

(e) Bei Vergiftungen mit **ZYANIDEN** (*Blausäure*) beispielsweise muß der Helfer in erster Linie auf seinen **EIGENEN SCHUTZ** achten; diese Stoffe können transkutan oder peroral aufgenommen werden. CO wird nur aus der Atmosphäre aufgenommen.
Bei unklaren Vergiftungserscheinungen ist es z. T. überlegenswert, im Hinblick auf die eigene Sicherheit **NICHT** Mund-zu-Mund/Nase zu beatmen.

§§ *Dieses ist auch rechtlich durchaus statthaft; die* **SICHERHEIT DES HELFERS HAT IMMER NOCH VORRANG**.

NOTFALLMEDIZIN 1.0   Frage 14

14) Sie werden zu einem Patienten nach Hause gerufen. Ihr Patient liegt bewußtlos am Boden; seine Frau berichtet, daß ihr Patient seit langem insulinpflichtiger Diabetiker sei.

Welche Aussage ist richtig?

A)   Sie verabreichen zuerst Insulin i. v..
B)   Sie verabreichen als erstes Glucose i. v..
C)   Sie verabreichen als erstes Glucose oral.
D)   Sie verabreichen als erstes Bicarbonat i. v..
E)   Sie verabreichen nichts und warten auf den Krankentransport.

Frage 14 NOTFALLMEDIZIN 1.0

Antwort:

☒ Lösung B.

Unter der Vorgabe, daß Ihr Patient ein **DIABETIKER** ist, kann es sich entweder um

- ein hypoglykämisches Koma oder um
- ein hyperglykämisches (*ketoazidotisches, diabetisches*) Koma handeln.

Ⓑ Falls es sich um ein **HYPOGLYKÄMISCHES KOMA** handelt und Sie verabreichen **GLUCOSE**, wird der Patient sehr schnell und eindrucksvoll wieder bewußtseinsklar.

Damit ist die Diagnose „Hypoglykämie" gesichert.

Falls Sie sich getäuscht haben, und es handelt sich um ein hyperglykämisches Koma, ist auch nicht viel verloren; der Zustand des Patienten bessert sich in diesem Fall eben nicht. Wenn Sie nur wenig (10 - 20 ml) Glucoselösung spritzen, setzen Sie den Blutzuckerspiegel beim hyperglykämischen Koma nur wenig herauf.

📖 siehe Frage # 4 und # 10

Ⓒ **GLUCOSE** können Sie nur dann **ORAL** verabreichen, wenn der Patient auch **SCHLUCKEN** kann!

☠ *Beim Bewußtlosen besteht die Gefahr, daß er sich, wenn Sie ihm Flüssigkeiten in den Mund schütten, verschluckt und er eine ASPIRATIONSPNEUMONIE entwickelt.*

☞ Nur bei intakten Schluck- oder Würgereflexen ist eine orale Gabe sinnvoll!

NOTFALLMEDIZIN 1.0 — Frage 14

Ⓐ **INSULIN** sollten Sie als Heilpraktiker in Ihre Notfallapotheke **NICHT** aufnehmen. Insulin ist für Ungeübte schlecht zu dosieren, so daß, auch wenn Sie sich sicher sind, daß Ihre Diagnose richtig ist, die Behandlung dennoch nicht unproblematisch ist. Es kann sein, daß Ihnen der Patient von der Hyperglykämie in die Hypoglykämie abkippt und damit ist nichts gewonnen.

Ⓓ **BICARBONAT** (HCO_3^-) verabreicht man, wenn es zu einer **ACIDOSE** gekommen ist. Im ketoazidotischen Koma kommt es zwar zu einer Acidose, dieses ist jedoch nicht der wesentliche pathophysiologische Aspekt.
Man (*die Klinik, der Notarzt*) sollte hier Insulin zuführen.

Ⓔ Diese Antwort ist auch **FALSCH**, da man vor allem die **HYPOGLYKÄMIE** schnellstens beheben sollte. Eine Hypoglykämie führt zu irreversiblen Hirnschäden!
☞ Glucoselösung zum Spritzen sollten Sie in Ihre Notfallapotheke aufnehmen.

☞ Manche Schulen (aber nicht alle) empfehlen, bei einer unklaren Bewußtlosigkeit als erstes Glucose i.v. zu geben, da man dabei relativ wenig Schaden anrichten kann.

15) Nennen Sie die Grade und die jeweiligen klinischen Erscheinungen bei der Verbrennung!

Frage 15 NOTFALLMEDIZIN 1.0

Antwort:

☒ Es gibt 4 Grade:

1. Grad: Rötung
2. Grad: Blasenbildung
3. Grad: Zerstörung von Epidermis und Subcutis
4. Grad: Verkohlung

In manchen Büchern werden der 3. und der 4. Grad zusammengefaßt unter dem Überbegriff „Gewebsnekrose".

Die **GRADE DER VERBRENNUNG** bestimmen, wie **TIEF** die Hitzeeinwirkung war. Normalerweise sind bei größeren Verbrennungen mehrere Grade der Verbrennung nebeneinander zu sehen.

📖 *Hinweis: ab Grad 3 sind die Hautanhangsgebilde und die Hautnerven zerstört; die **WUNDE SCHMERZT NICHT MEHR!***

Beachten Sie bitte: eine **VERBRENNUNG**, egal wie klein das Trauma ist, ist immer eine **ALLGEMEINREAKTION DES ORGANISMUS**. Man unterscheidet:

❶ die Phase der **NOTFALLREAKTION**, die mit einem erhöhten Sympathicustonus einhergeht.

❷ die **SCHOCKPHASE** bis zu 36 Stunden nach dem Ereignis.
Es kann hier zu einer abnormen Durchlässigkeit der Kapillaren kommen und damit zur Flüssigkeitsumverteilung aus den Gefäßen in die Gewebe hinein. Es entsteht ein hypovolämischer Schock. (*Frühtod*)

❸ die Phase der **TRAUMATISCHEN ENTZÜNDUNGSREAKTIONEN**.
Hierbei zerfällt viel Muskeleiweiß, da die Eiweiße für den Zellaufbau im traumatisierten Gebiet gebraucht werden. (*Spättod*).

NOTFALLMEDIZIN 1.0   Frage 15

Die Einteilung nach den klinischen Erscheinungen kennt eine

- **VERBRENNUNG 1. GRADES.** Man sieht eine Rötung, ein Ödem und der Patient hat heftige Schmerzen.
  Beispiel: Sonnenbrand.

- Die **VERBRENNUNG 2. GRADES** geht mit **BLASENBILDUNG** einher, also mit einer Teilzerstörung der Haut.
  Beispiel: das Bügeleisen oder „wer hat die Herdplatte angelassen?!"

- Die **VERBRENNUNG 3. GRADES** geht mit einer weiß-grauen **NEKROSE DER HAUT UND UNTERHAUT** einher. Sie tut nicht mehr weh.
  Beispiel: Spritzer flüssigen Metalls.

- Die **VERBRENNUNG 4. GRADES,** die **VERKOHLUNG** zeigt eine schwarze, (*im Zentrum*) schmerzlose Schorfbildung. Hierbei sind auch noch tiefere Schichten betroffen.

Für das Abschätzen des Ausmaßes der Verbrennung gibt es die

➡ **WALLACE-REGEL**
(*Neuner-Regel*).

Sie besagt:

- die Kopfoberfläche beträgt 9%,   9%
- je ein Arm hat ebenfalls 9 % der Körperoberfläche,   18%
- ein Bein hat 2 x 9 % (18%),   36%
- der Rumpf vorne hat 2 x 9 %,   18%
- der Rumpf hinten ebenfalls 2 x 9 %   18%

= zusammen 11 x 9 % = 99% der Körperoberfläche, also fast der ganze Kerl.

Eine andere Faustregel zum Abschätzen des Ausmaßes einer Verbrennung besagt, daß die HANDFLÄCHE EINES PATIENTEN ungefähr EINEM PROZENT DER KÖRPEROBERFLÄCHE entspricht.

Frage 15

NOTFALLMEDIZIN 1.0

☞ Alle Verbrennungen über 1 % sollen in die **KLINIK** überwiesen werden.

STATIONÄRE BEHANDLUNG ist nötig

- bei Verbrennung **ÜBER 9 %**,
- ab dem 2. Grad oder
- bei Verbrennungen des Hals- oder Gesichtsbereichs.
- Ab **18 %** sind Verbrennungen **LEBENSGEFÄHRLICH**.

📂 Therapeutische Maßnahmen:

- ○ Alle verbrannten Kleidungsstücke, die sich leicht entfernen lassen, werden entfernt.
  In Verbrennungen ab dem 2. Grad wird im Anfang Hitze gespeichert; sie kann zu Schäden in tieferem Gewebe führen. Deshalb empfiehlt sich frühzeitig eine **KÜHLUNG**.

- ○ Eine **SCHMERZBEKÄMPFUNG** ist sinnvoll.

- ○ Bei Verbrennungen über 18 % ab dem 2. Grad kann es innerhalb von Stunden durch die Flüssigkeitsverschiebung in die Blasen zu einem hypovolämischen Schock kommen. Deshalb ist hier eine **INFUSION** sehr sinnvoll.

- ○ Ansonsten sind die Verbrennungen **LOKAL STERIL ABZUDECKEN** (*Brandtücher oder Metalline-Folien*). Keine weiteren Manipulationen!

Bei Verbrennungen 1. Grades genügt als Erstmaßnahme meistens die Kühlung.
Bei kleineren Verbrennungen 2. Grades (*Bügeleisen*) werden die Brandblasen steril punktiert, da sie sich sonst superinfizieren.

☞ Für Tetanusschutz sorgen!

16) Wie lagern Sie einen Patienten mit akutem Abdomen?

Frage 16

Antwort:

☒ Flach in Rückenlage mit angezogenen Beinen.

Normalerweise liegt der Patient sowieso schon so im Bett beim **AKUTEN ABDOMEN**. *Die angezogenen Beine* **ENTLASTEN** *die Bauchdecken und sind als (meist spontane)* **SCHONHALTUNG** *zu interpretieren.*

Im Prinzip brauchen Sie nur die Symptomatik eines akuten Abdomens erkennen; differentialdiagnostische Überlegungen ohne Sono, Röntgen und Endoskop sind reine Spekulationen.

Die Ursachen reichen von „normalen" abdominellen Prozessen, wie Ulcusperforationen, paralytischem Ileus, Pankreatitis bis zum Herzinfarkt, Lungeninfarkt oder Stoffwechselstörungen, wie Diabetes (*hyperglykämisches Koma*) oder Porphyrie.

Das **AKUTE ABDOMEN** ist ein Zustand mit

- starkem **BAUCHWEH,**
- angespannten Bauchdecken (***ABWEHRSPANNUNG***) und
- Veränderungen der **DARMPERISTALTIK.**

Eigentlich reicht es, wenn Sie wissen, daß dieser Zustand lebensgefährlich ist.

☞ Ergo: Sie rufen den Notarzt und hängen dem Patienten eine **INFUSION** an.

NOTFALLMEDIZIN 1.0   Frage 16

Bis der Notarzt trifft (*je nachdem haben Sie bis zu 45 Minuten Zeit!*) überprüfen Sie die **VITAL-FUNKTIONEN**:

- Sie messen Puls und Blutdruck (*beim akuten Abdomen entsteht oft ein Schock*),
- Sie messen Fieber (*Entzündung - Appendicitis z. B.?*),
- Sie beobachten den Hautturgor (*im hypovolämischen Schock nimmt der Wassergehalt der Haut auch deutlich ab*),
- Sie beobachten die Farbe von Haut und Schleimhäuten und die Skleren (*Ikterus, Zyanose, Blässe?*).
- Sie beschreiben seine Schonhaltung: hält der Patient die Hände auf eine bestimmte Stelle gepreßt?
- Sie können versuchen, die schmerzhafte Stelle möglichst einzukreisen: wenn Sie den Patienten zum **HUSTEN** veranlassen, projiziert sich der Schmerz auf die geschädigte Stelle.
- Sie können das Abdomen beobachten: sind peristaltische Bewegungen sichtbar (*mechanischer Ileus?*).
- Ist das Abdomen aufgetrieben mit elastischer Bauchdeckenspannung (*GUMMIBAUCH bei Pankreatitis*)?
- Sie können die **BRUCHPFORTEN** palpieren (*Hernien?*) und
- Sie können den direkten und den gekreuzten **LOSLASS-SCHMERZ** testen.
- Perkutieren Sie die **HARNBLASE** um ihre Füllung festzustellen (*Prostatahypertrophie?*) und zum Schluß können Sie noch
- die **DARMGERÄUSCHE** oder **EVENTUELLE GEFÄSSGERÄUSCHE** auskultieren.

*Das alles wird **Ihnen und dem Patienten** die Zeit bis zum Eintreffen des Notarztes vertreiben; letztlich kann man beim akuten Abdomen aufgrund einfacher Untersuchungen nie mit Sicherheit sagen, was die wahre Ursache ist.*
*Wichtig ist, daß das akute Abdomen eine lebensbedrohliche Erkrankungen ist, bei der meistens **OPE-RIERT** werden muß.*
➪ *Ergo gehört der Patient schnellstens in die Klinik.*

Frage 17

17) Wie lagern Sie einen Patienten mit Atemstillstand?

Frage 17 NOTFALLMEDIZIN 1.0

Antwort:

☒ In Rückenlage.

Beim Atemstillstand ist der Patient bewußtlos, deshalb geht der geübte Profi-Helfer nach dem Notfall-ABC vor:

Ⓐ wie Atemwege freimachen (*alles, was nicht angewachsen ist im Mundbereich wird entfernt*),

Ⓑ beatmen. Zum Beatmen muß der Patient natürlich auf den Rücken gelagert werden.
   📖 **Erinnern Sie sich noch an die Frage 8 und # 12?**
Der Helfer kniet seitlich auf Kopfhöhe des Patienten, überstreckt den Kopf des Patienten und führt entweder eine Mund-zu-Mund-Atemspende durch oder eine Mund-zu-Nase-Atemspende.
☞Wichtige Punkte, die zu beachten sind: **KOPF DES PATIENTEN ÜBERSTRECKEN** (*sonst behindert beim Bewußtlosen der Zungengrund die Atmung*), entweder den Mund oder die Nase zuhalten (*je nachdem, welche Körperöffnung nicht beatmet wird*) und seitlich aus dem Augenwinkel heraus beobachten, daß (*ob*) sich der Thorax hebt. Sonst bläst man die Luft in den Magen. Sie beatmen 5 mal.

Ⓒ Circulation: der Kreislauf.
Beim Kreislaufstillstand müssen Sie eine **HERZDRUCKMASSAGE** durchführen.
Prinzip: da das Herz mittig im Thorax liegt (lediglich die Herzspitze zeigt nach links!) wird das Sternum im unteren Drittel ca. 4 cm in Richtung der Wirbelsäule gedrückt. Die beiden Handballen liegen übereinander gekreuzt auf dem Sternum und der Helfer läßt seinen Oberkörper auf die gestreckten Arme fallen (sonst ist es zu anstrengend). Die Frequenz sollte nicht zu schnell sein: ca. 1 x/Sekunde.
Wenn Sie alleine sind, machen Sie 15 x Herzdruckmassage im Wechsel mit 2 Beatmungen, wenn Sie zu zweit sind machen Sie 5 x Herzdruckmassage im Wechsel mit 1 Beatmung.

Erst wenn Ihr Patient wieder eine nachweisbare Kreislauf- und Atemaktivität zeigt, können Sie übergehen zu Punkt

Ⓓ Drugs. Damit sind Drogen, Medikamente, blutstillende Maßnahmen, Verbände gemeint.
Wenn Ihr Patient bewußtlos ist, kommt er prinzipiell in die **STABILE SEITENLAGE**; wenn er eine Schocksymptomatik hat (*Schockindex größer als 1*) kommt er in die **SCHOCKLAGE**.

Jetzt erst können Sie Infusionen anhängen, Verbände zaubern etc. Immer daran denken: im Notfall ist das wichtigste die ***SICHERUNG DER VITALFUNKTIONEN:***

ATMUNG, KREISLAUF, GEHIRN *(-durchblutung).*

18) Ein Patient im Altersheim verschluckt sich beim Essen, wird akut bleich und gestikuliert.

Was tun Sie?

Frage 18 NOTFALLMEDIZIN 1.0

Antwort:

☒ Ich wende den Heimlich-Handgriff an.

Offensichtlich hat sich der Patient **VERSCHLUCKT**. Da der Patient nicht reden kann (➡ *"gestikuliert"*), steckt der Bolus (*Bissen, Gebiß, o. ä.*) wohl in **HÖHE DES KEHLKOPFS** fest.

Wenn so etwas bei kleinen Kindern passiert, hält man sie an den Füßen hoch und **KLOPFT IHNEN AUF DEN RÜCKEN**. Durch das Rückenklopfen wird Luft aus der Lunge nach außen gepreßt und man hofft, daß der Bolus so wieder freikommt.

Beim Erwachsenen wird das schon etwas schwieriger. Eine Möglichkeit wäre, daß sich der Patient über einen Tisch legt, den Kopf nach unten hängen läßt und man **KLOPFT IHM FESTE AUF DEN RÜCKEN**.

Falls das Ganze jedoch, wie in diesem Fall im Altersheim passiert, kann es bereits zu spät sein, bis der Opa (oder die Oma) auf den Tisch geklettert ist.

Deshalb wendet man den **HEIMLICH-HANDGRIFF** an: der Helfer umfaßt den Patienten von hinten etwas oberhalb der Taille und verschränkt seine Hände vor dem Bauch des Patienten. Dann zieht der Helfer die verschränkten Hände ruckartig zu sich und erzeugt damit beim Patienten quasi einen **KÜNSTLICHEN HUSTENSTOSS**. Wenn man kräftig zuzieht, ist der Bolus in den meisten Fällen tatsächlich draußen.

NOTFALLMEDIZIN 1.0 Frage 19

19) Welche Aussage/n ist/sind richtig?

Bei folgenden Erkrankungen kann es zu einem akuten Abdomen kommen:

a) Herzinfarkt.
b) Pankreatitis.
c) Lungenentzündung.
d) akute Gastritis.
e) Divertikulitis.
f) Colitis ulcerosa.

A) Alle Aussagen sind richtig.
B) Nur Aussagen b, c und e sind richtig.
C) Nur Aussagen e und f sind richtig.
D) Nur Aussagen b, d und e sind richtig.
E) Nur Aussagen a, c und e sind richtig.

Frage 19

Antwort:

☒ Lösung A.

Das „AKUTE ABDOMEN" ist nur eine Beschreibung eines **SYMPTOMENKOMPLEXES** ...

- Bauchweh,
- angespannte Bauchdecken und
- Störung der Darmperistaltik.

Über die Ursache ist dabei gar nichts ausgesagt.

📖 **siehe Frage # 16**

Prinzipiell entsteht das akute Abdomen bei einer **REIZUNG DES PERITONEUMS**.

ⓐ Beim **HERZINFARKT** liegt fast immer eine **PERIKARDITIS** vor.
 Da das Perikard dem Zwerchfell aufliegt, kann es vorkommen, daß die Entzündung durch das Zwerchfell nach unten wandert und eine **BEGLEITPERITONITIS** verursacht.

ⓑ Eine **AKUTE PANKREATITIS** führt in charakteristischer Weise zu einer **PERITONEALEN BEGLEIT-REAKTION**. Irgendwann wird auch das Peritoneum von den freiwerdenden **VERDAUUNGSENZYMEN** angegriffen.

📖 **siehe Frage # 2**

ⓒ Eine **PNEUMONIE**, die mit einer **PLEURITIS** einhergeht, macht gar nicht mal so selten Bauchschmerzen.
 Der Mechanismus ist der gleiche wie beim Herzinfarkt: Leukozyten wandern durch das Zwerchfell nach unten.

NOTFALLMEDIZIN 1.0   Frage 19

(d) Eine **AKUTE GASTRITIS** geht mit einer diffusen **LEUKOZYTÄREN INFILTRATION** des Magens einher.

Vielleicht erinnern Sie sich an die Vorlesung der Pathologie der Verdauungsorgane: eine akute Gastritis ist beileibe nicht immer harmlos; diese diffuse Entzündung kann in die Tiefe gehen und eventuell auch zu einer Begleitperitonitis führen.

(e) Eine **ENTZÜNDUNG VON DIVERTIKELN**, eine Divertikulitis geht immer mit peritonealen Reizerscheinungen einher. Die Wand der Divertikel (*Schleimhautaussackungen im Colon sigmoideum*) besteht ja nur aus **MUKOSA UND PERITONEALEM ÜBERZUG**. Deshalb ist es kein Wunder, daß eine Divertikulitis immer eine schmerzhafte Sache ist und auch in ein akutes Abdomen münden kann.

(f) Die Colitis ulcerosa ist zwar eine Entzündung, die per definitionem auf die Schleimhaut beschränkt bleibt, es gibt aber Komplikationen, die sich nicht mehr an diese Spielregel halten.

☠ *Eine solche Komplikation ist das toxische Megakolon, das mit einem EINGESCHRÄNKTEN PERISTALTIK einhergeht. Im Darmabschnitt, der vor der Stelle der verminderten Peristaltik liegt, staut sich der Chymus, die Bakterien vermehren sich hier und produzieren Gase, und diese Gase lassen die Darmschlinge auftreiben (Megakolon). Gleichzeitig werden Endo- und Exotoxin der Bakterien resorbiert (toxisch). Dieses Krankheitsbild führt unweigerlich zum akuten Abdomen.*

NOTFALLMEDIZIN 1.0   Frage 20

20) Eine Mutter sitzt mit ihrem 4jährigen Kind bei Ihnen im Wartezimmer. Das Kind ißt Erdnüsse. Plötzlich bekommt es einen Hustenanfall mit lautem inspiratorischem Stridor und wird zyanotisch.

Was tun Sie?

Frage 20 NOTFALLMEDIZIN 1.0

Antwort:

☒ Ich wende den Heimlich-Handgriff an.

📖 Genau wie **in Frage # 18** liegt die **STENOSE** im Bereich der **OBEREN LUFTWEGE**, erkenntlich am **INSPIRATORISCHEN STRIDOR**.

Bei einer akuten Verlegung der oberen Luftwege empfiehlt sich immer ein schnelles Handeln: man wendet am schnellsten den **HEIMLICH-HANDGRIFF** an. Falls das nicht funktioniert, kann man immer noch das Kind über eine Bank legen lassen (*mit dem Kopf nach unten*) und ihm feste auf den **RÜCKEN KLOPFEN**.

☞ *Es würde nichts schaden, wenn der HNO-Arzt anschließend einen Blick auf den Glottisbereich des Kindes wirft, zwingend ist es aber nicht.*

NOTFALLMEDIZIN 1.0   Frage 21

21) Ein Patient, der gestern aus dem Krankenhaus nach einer Bauchoperation entlassen worden ist kommt heute zu Ihnen und klagt über retrosternale, atemabhängige Schmerzen und Dyspnoe.

Die Untersuchung ergibt Zeichen einer Pleuritis.

1.)   Wie lautet Ihre Verdachtsdiagnose:

A)   Herzinfarkt
B)   Tbc
C)   Lungenembolie
D)   Lungenödem
E)   akute Bronchitis

2.) Welche Maßnahmen ergreifen Sie?

Frage 21

NOTFALLMEDIZIN 1.0

Antwort:

☒ 1.) C.
☒ 2.) Einweisung in die Klinik.

Die Symptomatik einer **LUNGENEMBOLIE** variiert stark.

Sie reicht von einer **STUMMEN EMBOLIE** mit leichtem **REIZHUSTEN** bis zum **KARDIOGENEN SCHOCK**, jenachdem wie ausgeprägt die Verlegung der Lungenstrombahn ist.

- Bei **KLEINEREN UND MITTLEREN ÄSTEN DES TRUNCUS PULMONALIS** tritt ein **THORAXSCHMERZ** auf, der auch retrosternal lokalisiert sein kann. Die Patienten klagen über subjektive Atemnot (*DYSPNOE*), und weisen objektiv meist eine **BESCHLEUNIGTE ATEMFREQUENZ** auf. In 75 % der Fälle kommen Zeichen der **PLEURITIS** hinzu: **SCHMERZEN BEIM TIEFEN EINATMEN**.
Deshalb ist die Atmung bei diesen Patienten flach (*SCHONATMUNG*). Es kommt zu **HUSTENREIZ**, eventuell in Verbindung mit **HÄMOPTYSE** (*Blutbeimengung*) und zu einem **ANSTIEG DER KÖRPERTEMPERATUR**. (*Wenn die Körpertemperatur höher ist, arbeiten die Abwehrzellen, in diesem Fall die Makrophagen schneller. Die Aufgabe der Makrophagen ist in diesem Fall die Nekrose wegzuräumen.*)

- Bei Verlegung der **GRÖSSEREN ÄSTE DES TRUNCUS PULMONALIS** steht die **HERZSYMPTOMATIK** im Vordergrund.
☼ Pathophysiologisch handelt es sich um eine akute Rechtsherzbelastung. Da die Lunge vermindert durchblutet ist, kommt es im Rahmen des pulmo-koronaren Reflexes zu einer **MINDERVERSORGUNG DES MYOKARDS**, so daß Symptome der **KORONAREN HERZKRANKHEIT** (*Herzinfarkt-, Angina pectoris-Symptomatik*) entstehen können.
Wenn die Verlegung der Lungenstrombahn sehr ausgeprägt ist, und der kardiale Rückstau entsprechend deutlich einsetzt, kann es auch durch eine **AKUTE LEBERSTAUUNG** zum Bild eines akuten Abdomens kommen.

Durch Reizerscheinungen des N. PHRENICUS (Zwerchfellnerv) kann es zusätzlich zum sog. Phrenicussyndrom kommen: SCHMERZEMPFINDUNGEN am seitlichen Hals, in der Schulter und an der Außenseite des Oberarm.
(Der Nerv hat Querverbindungen zu Plexus cervicalis und zum Plexus brachialis.)
📖 siehe Anatomieatlas

NOTFALLMEDIZIN 1.0 — Frage 21

Eine **THROMBOSE** entsteht, gemäß der **VIRCHOW'SCHEN TRIAS** wenn

- ❶ eine Strömungsverlangsamung (*Stase*),
- ❷ eine Endothelläsion (*Gefäßwandschädigung*) oder
- ❸ eine Änderung der Zusammensetzung des Bluts (*ein erhöhtes koagulatorisches Potential*) vorliegt.

Daraus ergeben sich die Möglichkeiten der Bildung einer Thrombose:

❶ Stase:
- chronische Herzinsuffizienz,
- Adipositas,
- Bettruhe (*Operation!*),
- Schwangerschaft,
- Lähmungen von Extremitäten.

❷ Endothelläsion:
- Traumen (*bei Operation denkbar*),
- Gefäßsklerose,
- Endotoxine,
- Hypoxie in Verbindung mit einer Azidose.

❸ Änderung der Blutzusammensetzung:
- Geburt,
- Operationen,
- Verbrennungen,
- Milzentfernung,
- Tumore.

Da die ganze, angegebene Vorgeschichte so gut auf die Lungenembolie paßt, ist die Lösung © anzukreuzen.

Frage 21 NOTFALLMEDIZIN 1.0

Um eine **LUNGENEMBOLIE** zu diagnostizieren, hört man das Herz ab:

➡ man erwartet eine **ATEMUNABHÄNGIGE SPALTUNG DES 2. HERZTONS**.

Versuchen Sie aber erst mal beim Gesunden die atemabhängige Spaltung des 2. Herztons zu hören!

Bei der Lungenauskultation hört man über dem Gefäßverschluß kein Atemgeräusch mehr, ansonsten sind die Lungenauskultationsbefunde uncharakteristisch.

📂 Therapeutische Maßnahmen:

☞ *Wenn auch öfters in den Notfallbüchern steht, daß man im Fall einer Lungenembolie Heparin oder Streptokinase spritzen soll, möchte ich Ihnen jedoch dringend von einer solchen Maßnahme abraten.*

- **SIE HALTEN SICH AN IHR NOTFALL-ABC**, wenn der Patient in einen Kreislauf- und Atemstillstand kommt.

- Wenn er im Schock ist, Beine hoch (*SCHOCKLAGE*). Wenn Sie eine Sauerstoff"bombe" haben, ist jetzt der richtig Zeitpunkt, sie einzusetzen. Wenn nicht, legen Sie einen venösen Zugang und warten Sie auf den Notarzt.

☞ Prinzipiell reicht auch schon der **VERDACHT** einer Lungenembolie zur Klinikeinweisung.

*Hinweis: da in der Klinik der Thrombus medikamentös aufgelöst wird, und dabei das Blut „flüssiger" gemacht wird, versteht es sich von selbst, daß man hier **NIE I.M.-INJEKTIONEN** macht*

➡ *Blutungsgefahr!*

Im Notfall ist es sowieso kontraindiziert, i.m.-Injektionen zu machen; Notfallmedikamente müssen schnell wirken, also nur i.v.-Gaben!

NOTFALLMEDIZIN 1.0   Frage 21

Ⓐ   Beim **HERZINFARKT** würden Herzschmerzen (*retrosternal mit Ausstrahlung in den linken Arm, Unterkiefer, epigastrischen Raum oder in den Rücken*) im Vordergrund stehen, sowie **ZEICHEN DER HERZ-INSUFFIZIENZ**:

- beim Hinterwandinfarkt basale Rasselgeräusche und niedriger Blutdruck,
- beim Vorderwandinfarkt Ödeme im großen Kreislauf.

Bei allen Formen des Herzinfarkts liegen **RHYTHMUSSTÖRUNGEN** vor.

📂 Therapeutische Maßnahmen beim Herzinfarkt:

                 ○ Gabe von Nitrolingual-Spray;
                 ○ Infusion anlegen und
                 ○ mit erhöhtem Oberkörper in die Klinik.

Ⓑ   Die **TUBERKULOSE** entwickelt sich in der Regel schleichend. Man unterscheidet

- die **PRIMÄRTUBERKULOSE**, die Erstinfektion, die meistens unbemerkt abläuft oder unter dem Bild einer „Grippe" und
- die **POSTPRIMÄRTUBERKULOSE**.

Bei Abwehrschwächen kann die Erstinfektion reaktiviert werden. Der Patient klagt über allerlei, eher **UNSPEZIFISCHE BESCHWERDEN**, wie

                     ● Abgeschlagenheit,
                     ● Müdigkeit,
                     ● Nachtschweiß,
                     ● Leistungsabfall.

Die Diagnose einer Postprimärtbc ist in der Regel nicht einfach.

Frage 21   NOTFALLMEDIZIN 1.0

Ⓓ Ein **LUNGENÖDEM** kann sich aufgrund einer

- **HERZINSUFFIZIENZ** (*Herzinfarkt z. B.*) entwickeln oder aufgrund von
- **REIZGESCHEHEN IN DER LUNGE SELBST** (*Allergie, Gase*).

Ein Lungenödem wird **SCHLIMMER IM LIEGEN** und ist gekennzeichnet durch **RASSELGERÄUSCHE** in schwerkraftabhängigen Partien (*wenn der Patient steht, also unten, basal. Wenn der Patient liegt, am Rücken auskultierbar.*)
Der Patient atmet angestrengt und schneller und gibt **SCHAUMIGES SPUTUM** ab.

Therapeutische Maßnahmen:

○ Mit hochgelagertem Oberkörper sofort in die Klinik bringen lassen.

Auch hier können Sie Ihre SAUERSTOFFBOMBE einsetzen.
siehe Frage # 32

Ⓔ Die **AKUTE BRONCHITIS** ist gekennzeichnet durch

- **HUSTEN MIT AUSWURF** (*ev. sogar blutiger Auswurf*), durch
- **RETROSTERNALES BRENNEN BEIM ATMEN** und, jenachdem durch
- **FIEBER**.

Sofern der Patient nicht unter einer Abwehrschwäche leidet (*Diabetes, Krebsbehandlung, etc.*) oder eine meldepflichtige Erkrankung vorliegt (*Influenza*) ist die akute Bronchitis ein relativ harmlose Erkrankung, die Sie gut mit Inhalationen z. B. behandeln können. Normalerweise ist die akute Bronchitis kein Notfall.

22) Wie äußert sich ein akuter Glaukomanfall?

Welche Erstmaßnahmen ergreifen Sie?

Frage 22

NOTFALLMEDIZIN 1.0

Antwort:

☒ Durch starke Kopfschmerzen.
☒ Therapeutische Maßnahmen sind eine Schmerzlinderung und eine Sofortbehandlung durch den Augenarzt.

Das **AKUTE GLAUKOM** ist eine **AKUTE DRUCKSTEIGERUNG IM AUGE**. Die genaue Ätiologie dieser Erkrankung ist noch nicht bekannt.

Das akute Glaukom fängt mit **STARKEN KOPFSCHMERZEN** im Augen-, bzw. Stirnbereich an. Je länger die Schmerzen bestehen, desto mehr strahlen aus:

- Zähne,
- Unterkiefer,
- Ohr,
- Hals.

Später kommt noch starkes **BAUCHWEH** mit Erbrechen hinzu, das sich bis zum **AKUTEN ABDOMEN** steigern kann.

➡ Differentialdiagnostisch verwendbar ist, daß Patienten, die sich genau beobachten, auf der Seite des Kopfwehs ein **VERSCHWOMMENES SEHEN** beobachten und/oder **FARBIGE RINGE UM LICHTQUELLEN** herum sehen.

Bei der Inspektion sieht man ein **GERÖTETES AUGE** mit trüber Hornhaut und erweiterter, **ENTRUNDETER PUPILLE**. Bei der vergleichenden Palpation der beiden Augenbulbi fällt auf, daß das gerötete Auge sich deutlich **HÄRTER** anfühlt als das andere.

Therapeutische Maßnahmen:

○ Der Patient gehört auf dem schnellsten Weg zu einem Augenarzt, oder besser, in die Augenklinik.

☞ Beim Glaukom droht der **VERLUST DES SEHVERMÖGENS!**

*Wenn Sie sich in der Diagnose nicht 100 %ig sicher sind, verabreichen Sie besser keine Medikamente. Zur Überbrückung der Zeit, bis der Patient beim Augenarzt ist, sind **SENFMEHLFUSSBÄDER** geeignet. Sie sind aber keine Therapie, nur eine Notfallmaßnahme!*

NOTFALLMEDIZIN 1.0　　　　　　　　　　　　　　　　　　　Frage 23

23) Was tun Sie bei starkem Nasenbluten?

Frage 23 — NOTFALLMEDIZIN 1.0

Antwort:

[X] Kalte Umschläge auf die Stirn, Zusammendrücken der Nasenflügel.

☞ Beim **NASENBLUTEN** ist zu unterscheiden, ob das Blut aus nur **EINER NASENSEITE** kommt, oder ob es aus **BEIDEN SEITEN** abfließt.

Wenn die Blutung beidseitig ist, ist eine **SYSTEMISCHE ERKRANKUNG** wahrscheinlich ...

- hoher Blutdruck,
- Nierenschäden,
- eine hämorrhagische Diathese oder
- bei Patienten, die unter Marcumar stehen.
  In diesen Fälle kann der Blutverlust erheblich sein.

Zur Ätiologie des **EINSEITIGEN NASENBLUTENS** gehört

- der Fingernagel des nasebohrenden Fingers,
- Infektionskrankheiten, aber auch
- Tumore.

✎ Therapeutische Maßnahmen:

- Patient **SITZT** mit erhöhtem Oberkörper.
- **EISBEUTEL** im Nacken und auf der Stirn sollen eine reflektorische Kontraktion der Nasengefäße bewirken.
- Bei einer einseitigen (*nicht allzu starken*) Blutung soll der Patient den betroffenen Nasenflügel fest ans Septum drücken, bzw. sich die **NASE ZUHALTEN**.
- Bei einer stärkeren Blutung (*beim Bluthochdruck z. B.*) einen Kreislaufstatus machen: **BLUTDRUCK-, PULSKONTROLLE**.
- Bei einer kleineren Blutung reichen meist die genannten Maßnahmen aus; bei einer größeren Blutung ev. Schocklage und Infusion anhängen.

Bei einer größeren Blutung muß der Patient selbstverständlich immer ins Krankenhaus gebracht werden.

NOTFALLMEDIZIN 1.0 Frage 24

24) Wie diagnostizieren Sie einen Herz-Kreislaufstillstand?

Was tun Sie?

Frage 24

NOTFALLMEDIZIN 1.0

Antwort:

☒ Es ist kein Puls an der Herzspitze oder den zentralen Arterien fühlbar.
☒ Die geeignete therapeutische Maßnahme ist die Herzdruckmassage.

Beim klinischen **KREISLAUFSTILLSTAND** ist das **HERZMINUTENVOLUMEN GLEICH NULL**. Ein Kreislaufstillstand kommt entweder dadurch zustande, daß

- das Herz aufhört zu schlagen oder daß
- sich ein Kammerflimmern entwickelt.

In beiden Fällen kann man bei der **PALPATION DER HERZSPITZE KEINE HERZAKTION** mehr wahrnehmen und an den großen, herznahen **ARTERIEN KEINE PULSWELLE** mehr fühlen. Ein Herzstillstand führt nach kurzer Zeit immer zu einer **BEWUSSTLOSIGKEIT** und zu einem **ATEMSTILLSTAND**.

Insofern ist diese Frage mehr rhetorischer Natur: sie wissen es hoffentlich noch, beim bewußtlosen Patienten, tritt automatisch das **NOTFALL-ABC** in Kraft.

Wenn die Frage jedoch so gestellt ist, möchte der Amtsarzt sicherlich die Beschreibung einer **HERZDRUCKMASSAGE**:

- Der Helfer kniet neben dem Patienten, der auf dem Rücken auf einer harten Unterlage liegt.
  Im Bett kann man keine Herzdruckmassage machen; da federt das Bett nach.

- Man legt beide Handballen übereinander auf das untere Drittel des Sternums des Patienten und drückt das Sternum ca. 4 cm in Richtung Wirbelsäule, indem man das Gewicht seines Oberkörpers einsetzt.

    ○ Wenn man die Reanimation alleine durchführt, beatmet man 2 x im Wechsel mit 15 x Herzdruckmassage;
    ○ wenn man zu zweit ist, beatmet man 1 x im Wechsel mit 5 x Herzdruckmassage.
    📖 **siehe Frage # 39**

NOTFALLMEDIZIN 1.0 Frage 25

25) Bei Verdacht auf Herzinfarkt sind folgende Maßnahmen angezeigt:

a) Ruhigstellung des Patienten
b) sofortiges Belastungs-EKG
c) sofortige Herzdruckmassage um Kammerflimmern vorzubeugen
d) Gabe blutdrucksenkender Mittel (*Nitrolingual*)
e) Schmerzbekämpfung

A) Alle Aussagen sind richtig.
B) Nur Aussagen a, c und d sind richtig.
C) Nur Aussagen a, d und e sind richtig.
D) Nur Aussagen b und e sind richtig.
E) Nur Aussagen c und d sind richtig.

Frage 25

NOTFALLMEDIZIN 1.0

Antwort:

☒ Lösung C.

Der klassische **HERZINFARKT** macht sich als **RETROSTERNALER BRUSTSCHMERZ** bemerkbar, der weder durch Bettruhe noch durch Nitrolingual zu beseitigen ist. Oft besteht zusätzlich Luftnot, Todesangst, Erbrechen mit Stuhlabgang.

☞ Die Diagnose muß im Anfang rein aus den **KLINISCHEN ERSCHEINUNGEN** gestellt werden, da die apparativen Methoden frühestens 1 Stunde nach dem Infarktereignis positiv werden.

➡ Beim **STUMMEN INFARKT** (*Infarkt ohne Schmerzen*) bemerkt der Patient einen deutlichen **LEISTUNGSKNICK**. Die Untersuchungen deuten auf eine **HERZINSUFFIZIENZ** hin (*basale Rasselgeräusche bei der Lungenauskultation oder Blutrückstau in den großen Kreislauf*).

Da beim Herzinfarkt, egal ob stumm oder nicht, immer eine Sympathicuserregung mit dabei ist, ist der ***BLUTDRUCKWERT*** *differentialdiagnostisch im Anfang keine große Hilfe: eigentlich müßte er, im Rahmen einer Herzinsuffizienz, niedrig sein; es ist aber auch möglich, daß die Sympathicuserregung so stark ist, daß der Blutdruck wieder hochgeregelt wird.*

Als **ERSTE-HILFE-MASSNAHMEN** ist alles sinnvoll, was das **HERZ ENTLASTET**:

ⓐ **RUHIGSTELLUNG** des Patienten.
Je mehr sich der Patient aufregt, umso mehr wird der Sympathicus angeregt. Der Sympathicus treibt das Herz zu Höchstleistungen an und erhöht damit den **SAUERSTOFFBEDARF DES MYOKARDS**. Das ist aber genau der springende Punkt: der Herzinfarkt ist ja aufgrund einer Sauerstoffminderversorgung des Myokards entstanden.

ⓑ Wenn man jetzt noch ein **BELASTUNGS-EKG** machen würde, könnte man den Patienten gleich auf die Eisenbahnschienen legen: der **SAUERSTOFFBEDARF DES MYOKARDS** wird durch die Belastung wieder erhöht.

NOTFALLMEDIZIN 1.0 Frage 25

(c) Dem **KAMMERFLIMMERN** kann man durch eine **HERZDRUCKMASSAGE** nicht vorbeugen. Eine Herzdruckmassage macht man beim (*funktionellen*) Herzstillstand, also auch beim Kammerflimmern, aber nie als Vorbeugemaßnahme.

☞ *Eine Herzdruckmassage beim Gesunden kann sogar ein Kammerflimmern auslösen!!*

(d) Wenn man es schaffen würde, daß die peripheren Arteriolen aufmachen würden, könnte ein großer Teil des Blutvolumens in der Peripherie versacken;

➡ somit würde das Herz entlastet werden.

Das Medikament, das dieses kann, ist **NITROLINGUAL**.

Durch die **ERWEITERUNG DER PERIPHEREN ARTERIOLEN** sinkt das Herzminutenvolumen ab und das Herz ist kurzfristig stark entlastet.

- Beim **ANGINA-PECTORIS-ANFALL** reicht die Applikation dieses Sprays aus, den Schmerz zum **VERSCHWINDEN** zu bringen;

- beim **HERZINFARKT** ist schon Gewebe nekrotisch geworden, deshalb verschwindet der Schmerz nach Gabe von Nitro nicht. *Das Herz wird aber trotzdem entlastet.*

(e) Eine **SCHMERZBEKÄMPFUNG** ist ebenfalls ein wichtiges Standbein bei den Notfallmaßnahmen. Schmerz erhöht den Sympathicustonus, und dieser erhöht wieder den Sauerstoffbedarf des Myokards (*siehe oben*).

☞ *Theoretisch könnte man beim Herzinfarkt sogar Opiatabkömmlinge (Morphin) geben.*

NOTFALLMEDIZIN 1.0

26) Ein hypovolämischer Schock stellt sich ein bei ...

- **A)** 2 % Blutverlust (*Volumenprozent*)
- **B)** 10 % Blutverlust
- **C)** 20 % Blutverlust
- **D)** 40 % Blutverlust
- **E)** über 50 % Blutverlust.

Frage 26

Antwort:

☒ Lösung B.

Je nach zugrundeliegender Kreislaufsituation können bereits bei einem
VOLUMENVERLUST VON 500 ml
Zeichen des hypovolämischen Schocks auftreten.

☞ *Deshalb ist die Höchstmenge beim therapeutischen ADERLASS auf 500 ml begrenzt.*

Der hypovolämische Schock ist klassisch gekennzeichnet durch

- einen Schockindex größer als 1;
- der Patient hat kalten Schweiß auf der Stirn,
- ist ängstlich,
- zittert,
- friert und
- ist unruhig.

📖 siehe Frage # 5 und # 15

☞ *Bedenken Sie beim hypovolämischen Schock: es muß sich nicht immer um eine Blutung nach außen handeln. Eine Blutung in die BAUCHHÖHLE (z. B. Milzruptur) macht die gleichen Symptome, ebenso wie eine Blutung ins GEWEBE nach OBERSCHENKEL- ODER BECKENFRAKTUR.*

Weitere Ursachen sind:

- eine **VERBRENNUNG**,
- **LÄNGERDAUERNDES ERBRECHEN** und/oder
- **DURCHFALL** (*Cholera*), oder
- ein **ILEUS** (*hierbei diffundiert Plasma in die stillgelegte Darmschlinge um die Bakterientoxine zu verdünnen*).

Für den hypovolämischen Schock gibt's viel Ursachen; der Schock kann sich schnell (*Minuten*) oder langsam (*Tage*) entwickeln.

27) Ein 35jähriger Mann ist vom Fahrrad gestürzt und hat sich hierbei am Kopf verletzt. Bei der körperlichen Untersuchung finden Sie eine kleine Platzwunde.

Was tun Sie als nächstes? (*Begründen Sie!*)

Frage 27 NOTFALLMEDIZIN 1.0

Antwort:

☒ Den Patienten in die Klinik schicken, da eine Gefäß- und Knochenbeteiligung ausgeschlossen werden muß.

Bei **KOPFVERLETZUNGEN** ist es immer sicherer, wenn der Patient in der **KLINIK** nochmal untersucht wird.

Eine **SCHÄDELFRAKTUR** fühlt sich im Anfang genauso an wie eine kräftige Platzwunde. Wenn sich die Knochenenden aber gegeneinander bewegen, können Gefäße, oder im schlimmsten Fall auch Hirngewebe mit verletzt werden.

Ein weiteres Risiko ist eine **INTRAZEREBRALE BLUTUNG**. Bei dem Patienten aus der Frage käme wohl eher ein **EPIDURALES HÄMATOM** in Frage; bei einem älteren Patienten mit Venensklerose auch ein **CHRONISCH SUBDURALES HÄMATOM**.

Das tückische ist, daß diese Hämatome oft eine sog. **FREIES INTERVALL** aufweisen; d. h. die eigentliche Symptomatik beginnt 1 Stunde (*epidurales Hämatom*) bis Monate (*chronisches subdurales Hämatom*) nach dem Unfallereignis.

Die Symptome sind die einer **DIFFUSEN HIRNSCHÄDIGUNG**:

- Kopfschmerz,
- Müdigkeit,
- Apathie,
- Konzentrationsschwäche etc.

Aus diesem Grund muß eine Schädelverletzung immer **GERÖNTGT** werden; bzw. müssen Schädelverletzte dem Arzt vorgestellt werden.

☞ *Es gibt keine direkte Korrelation zwischen der Schwere des Unfalls und den auftretenden Komplikationen!*
📖 siehe Frage # 36

NOTFALLMEDIZIN 1.0   Frage 28

28) Eine Mutter kommt mit ihrem Kind in die Praxis. Sie erzählt, daß das Kind beim Wickeln vom Wickeltisch auf den Fußboden gefallen sei. Das Kind ist untergewichtig, ungepflegt und weist überall bläulich-grüne Flecken auf.

Was tun Sie als nächstes?

Frage 28

Antwort:

☒ Eine Unterhaltung mit der Mutter über das Kind.

Offensichtlich liegt hier eine **KINDESMISSHANDLUNG** vor.

Was Sie jetzt tun, ist Temperamentssache: entweder informieren Sie sofort die Fürsorge oder Sie unterhalten sich mal mit der Mutter. Ich bin persönlich der Ansicht, daß man's ja mal probieren kann; vielleicht läßt sich mit einem Gespräch doch etwas ändern.

☞ Hinweise auf **MISSHANDLUNGEN** können sein:

- ungepflegte, schlecht ernährte Kinder (*"GEDEIHSTÖRUNG UNBEKANNTER GENESE"*), die
- Narben, Wunden, Striemen und, vor allem
- **MULTIPLE HÄMATOME** aufweisen.

In Verdachtsfällen kann man eine **RÖNTGENAUFNAHME DES GESAMTEN SKELETTS** anfordern: man sieht dann alte Rippenserienfrakturen, Absprengungen im Bereich der Metaphysen, oder Epiphysenlösungen. Solche Frakturen kommen bei „normalen" Unfälle fast nie vor.

*Immer verdächtig sind mehrere **FRAKTUREN UNTERSCHIEDLICHEN ALTERS**.*

Wie bereits aufgeführt, das weitere Vorgehen müssen Sie nach der Situation entscheiden: offensichtlich kommt die Mutter mit dem Kind nicht zurecht. Hilft hier noch ein Gespräch oder ist es besser, gleich die Fürsorge einzuschalten?

§§ *Wichtig ist, daß in einem solchen Fall Ihre **SCHWEIGEPFLICHT AUFGEHOBEN** ist. Vielleicht bringen Sie die Mutter, bzw. beide Erziehungsberechtigte dazu, Hilfe von einem Psychologen/Psychiater anzunehmen.*

NOTFALLMEDIZIN 1.0　　　　　　　　　　　　　　　　Frage 29

29) Welche Aussage/n ist/sind richtig?

Das Glottisödem ...

a) ist akut lebensbedrohlich.
b) kann bei Diphtherie auftreten.
c) kann durch den Heimlich-Handgriff therapiert werden.
d) erfordert sofortige Mund-zu-Mund(*Nase*)-Atemspende.
e) erfordert eine Therapie mit Cortison.

A) Alle Aussagen sind richtig.
B) Nur Aussagen a, b und e sind richtig.
C) Nur Aussagen b und c sind richtig.
D) Nur Aussagen d ist richtig.
E) Nur Aussagen c und e sind richtig.

Frage 29 NOTFALLMEDIZIN 1.0

Antwort:

☒ Lösung B.

Ein **GLOTTISÖDEM** ist ein Ödem im Bindegewebe um die **STIMMRITZE**. Da das Bindegewebe hier sehr locker ist, kann sich viel Wasser ansammeln und zu einer raschen **VERLEGUNG DER OBEREN ATEMWEGE** führen.

ⓐ Eine Verlegung der Atemwege ist **IMMER LEBENSBEDROHLICH**. Sie entwickelt sich normalerweise innerhalb von Stunden.

Ätiologie:

- Aus der Vorlesung über die Infektionskrankheiten wissen Sie sicher noch, daß
ⓑ eine mögliche Komplikation bei **DIPHTHERIE** der **M. CROUP** ist...
⇒ das Larynxödem.
    Wenn man nicht schnell genug eingreift, können die Kinder daran ersticken.

- Weitere Möglichkeiten sind z. B. **ALLERGISCHE GESCHEHNISSE** oder ein Bienenstich (*hier ist nicht der Kuchen gemeint, sondern das Tier*) im Mundbereich. Infolge der lokalen Giftwirkung kommt es zum Anschwellen der Schleimhaut auch in der weiteren Umgebung des Stichs.

- Ansonsten muß mit der Ausbildung eines Glottisödems gerechnet werden bei **VERÄTZUNGEN** mit Säuren, Laugen oder ähnlichen Giften.

NOTFALLMEDIZIN 1.0 Frage 29

📝 Therapeutische Maßnahmen:

(c) Der **HEIMLICH-HANDGRIFF** hilft, wenn der Patient etwas **VERSCHLUCKT** hat, das ihm im Bereich des Kehlkopfes steckengeblieben ist.

Sie erinnern sich, der Heimlich-Handgriff erzeugt quasi einen künstlichen Hustenstoß. Bei einem Glottisödem kann der Patient noch soviel husten, das ÖDEM wird dadurch NICHT verschwinden.

(d) Auch wenn Sie den Patienten **BEATMEN** würden, würde das weder Ihnen noch dem Patienten viel helfen. Der **LUFTSTROM** ist in Höhe der Stimmritze **BLOCKIERT**, ob mit oder ohne Beatmung.

Hinweis: eine Beatmung ist allgemein nur dann sinnvoll, wenn der Patient BEWUSSTLOS ist, d. h. wenn er selbst nicht mehr atmet.

(e) Also müssen Sie vorrangig die **SCHWELLUNG DER SCHLEIMHAUT** bekämpfen. Wenn Sie ein **CORTISON-SPRAY** haben, ist dies das Mittel der Wahl, damit der Patient auf dem Transport ins Krankenhaus nicht erstickt.

Das Glottisödem entwickelt sich innerhalb von Stunden, so daß als Notfallmaßnahme das Cortisonspray ausreicht. Der Notarzt hat noch andere Möglichkeiten (Adrenalin als Aerosol oder die Trachetomie, bzw. Intubation), aber alle diese Maßnahmen erfordern eine spezielle Ausbildung, bzw. Erfahrung. Mit dem Cortison-Spray machen Sie am wenigsten verkehrt und der Patient bekommt noch Luft bis er in der Klinik ist.

NOTFALLMEDIZIN 1.0　　　　　　　　　　　　　　　　　　　Frage 30

30) Sie werden zu einem bewußtlosen Patienten gerufen. Als Sie das Zimmer betreten, fällt Ihnen ein obstähnlicher Geruch auf.

Der Patient atmet tief und schnarchend. RR 110/90, Puls 105 und weich, Temperatur 36,5 °C.

Was tun Sie?

Frage 30 NOTFALLMEDIZIN 1.0

Antwort:

☒ Den Patienten in die stabile Seitenlage bringen,
☒ eine Infusion anhängen und
☒ den Patienten in die Klinik bringen lassen.

*Ich hoffe, Sie sind auf die richtige Diagnose gekommen: ein **INSULINMANGELKOMA**. Hinweisend sind*

- der **OBSTÄHNLICHE GERUCH**
  auch als Acetongeruch beschrieben - gemeint ist der Geruch von schimmeligen Äpfeln und
- die tiefe, schnarchende Atmung,
  im Fachausdruck **KUSSMAUL'SCHE ATMUNG** genannt.

📖 siehe Frage # 4 und # 10

Ein niedriger Blutdruck und ein hoher Pulswert mit weicher Amplitude weist auf einen drohenden **SCHOCK-ZUSTAND** hin,

➡ wohl aufgrund eines Volumenmangels.

📂 Therapeutische Maßnahmen:

○ Alle Bewußtlosen, bei denen die Atmung und die Herztätigkeit noch nachweisbar sind, kommen in die **STABILE SEITENLAGE**.
○ Anschließend rufen Sie den Krankenwagen
○ In der Zeit bis zum Eintreffen des Krankenwagens legen Sie eine **INFUSION MIT PHYSIOLOGI-SCHER KOCHSALZLÖSUNG** an. Damit verdünnen Sie die Blutglucose herunter und Sie bekämpfen den drohenden Schock.

Alles weitere macht die Klinik.

☞ *Eine Fleißaufgabe wäre noch, die **BLUTGLUCOSE** zu bestimmen (wenn Sie ein Meßgerät haben), aber ich würde Ihnen dringend abraten, Insulin zu spritzen.*
Überlassen Sie so etwas dem Notarzt/der Klinik.

NOTFALLMEDIZIN 1.0 — Frage 31

31) Wann nehmen Sie eine stabile Seitenlage vor?

Frage 31 NOTFALLMEDIZIN 1.0

Antwort:

☒ Beim bewußtlosen Patienten bei intakter Lungen- und Kreislauffunktion.

Wenn Sie zu einem Patienten gerufen werden, der auf dem Boden oder im Bett liegt, testen Sie als erstes die **BEWUSSTSEINSLAGE**:

☞ Sie sprechen den Patienten an.

- Wenn der Patient zusätzlich einen **ATEM- UND KREISLAUFSTILLSTAND** hat, wird er Ihnen gar keine Antwort geben, auch nicht auf Berührungsreize hin;

- wenn die Atem- und Kreislauffunktion noch intakt ist, wird Ihnen der Patient eventuell **KEINE KOORDINIERTE** oder „übliche" **ANTWORT** geben.
  Eine „übliche" Antwort ware auf Ihr Ansprechen hin: „Ja" oder „Was kann ich für Sie tun" oder meinetwegen auch „wos mogst" („wat wolln se denn" für unsere Nordlichter).

- Wenn der Patient erst auf Berührung reagiert, oder auf Schmerzreize nur unspezifische Abwehrbewegungen macht (*sich also nicht bitterst beschwert*), ist er bereits als **BEWUSSTSEINSGETRÜBT** einzustufen.

- ✂ *Beim Bewußtseinsgetrübten besteht immer die Gefahr, daß die **REFLEXE** nicht mehr richtig funktionieren, bzw. daß sich der Zustand rasch verschlechtert. Damit liegt im Rahmen der Notfallmedizin die Hauptgefahr darin, daß der Patient Mageninhalt hochwürgt (z. B. bei peritonitischen Reizzuständen), daß aber der reflektorische Glottisverschluß beim Erbrechen nicht schnell genug einsetzt. Dadurch kann Mageninhalt in die Lunge gelangen und zu einer **ASPIRATIONSPNEUMONIE** führen. Die Komplikation ist vermeidbar.*
  ☞ *Deshalb legt man **ALLE BEWUSSTSEINSGETRÜBTEN PATIENTEN IN DIE STABILE SEITENLAGE** (Voraussetzung intakte Kreislauf- und Atemfunktion). In der stabilen Seitenlage läuft Erbrochenes passiv nach außen, die Atemwege werden freigehalten (Kopf ist **ÜBERSTRECKT!**) und der Patient läuft weniger Gefahr, zu aspirieren.*

Die stabile Seitenlage ist eine Notfallmaßnahmen, die man nicht nur für die Prüfung können sollte; probieren Sie sie ruhig öfters an Ihren Familienangehörigen aus!

NOTFALLMEDIZIN 1.0 — Frage 31

📂 Ausführung:

Der Helfer kniet neben dem Patienten und arbeitet immer mit der Seite des Patienten, die ihm zugewendet liegt.

① Man legt die Hand des Patienten unter die Hüfte (*das Gesäß des Patienten am Hosenbund hochziehen*).

② Man stellt das Bein des Patienten auf.

③ Man faßt den Patienten an der abgewendeten Schulter und an der Hüfte an und zieht ihn zu sich her.

④ Wenn der Patient „herumgerollt" ist, nur noch den **KOPF ÜBERSTRECKEN**, die jetzt obenliegende Hand unters Kinn legen und den hinteren (*unteren*) Ellenbogen abgewinkelt nach außen ablegen. Der Patient liegt jetzt auf der Seite; die beiden angewinkelten Ellenbogen geben die nötige Stabilität (*stabile Seitenlage*).

☞ *Probieren Sie's ruhig mal aus; die stabile Seitenlage ist wirklich bequem!*

NOTFALLMEDIZIN 1.0   Frage 32

32) Was tun Sie bei Verdacht auf Lungenödem?

Frage 32

NOTFALLMEDIZIN 1.0

Antwort:

☒ Hochlagern des Oberkörpers und schnellstens in die Klinik bringen lassen.

Ein **LUNGENÖDEM** kann verschiedenen Ursachen haben:

- kardial,
- toxisch oder aufgrund einer
- Lungenembolie.

Manchmal findet man in der Anamnese einen Hinweis, oft ist aber die Anamnese auch leer (Erstmanifestation einer Erkrankung).

Meist tritt das Lungenödem **ANFALLSARTIG** auf. Der Patient hat

- hochgradige **ATEMNOT**, sitzt im Bett, atmet angestrengt mit Hilfe der **ATEMHILFSMUSKULATUR** und hat **TODESANGST**.
- Meistens liegt eine **FEUCHTE, KALTE HAUT** vor, die aschgrau verfärbt ist.
- Der **ATEMRHYTHMUS** ist **BESCHLEUNIGT** und meistens hört man die grobblasigen **RASSELGERÄUSCHE** deutlich ohne Stethoskop.
- Der **AUSWURF** des Patienten ist blutig-schaumig und dünnflüssig.

Zur Diagnostik können Sie die Lungengeräusche abhören, aber eigentlich ist die Diagnose auch so klar.

🗁 Therapeutische Maßnahmen:

- Als erstes lagert man den Patienten so, daß das Ödem nicht noch mehr zunimmt: **OBERKÖRPER HOCH**, Beine nach unten.
- Als nächstes rufen Sie die Sanitäter an,
- als drittes können Sie, wenn Sie dran denken, dem Patienten probehalber ein wenig Nitro-Spray verabreichen. Falls es sich um einen Herzinfarkt handelt, vermindert Nitro die Herzbelastung und das Lungenödem wird zumindest nicht schlimmer.
- Messen Sie den Blutdruck und den Pulswert und schreiben Sie die Werte auf (*die sind für die Klinik gedacht*).
- Wenn Sie besonders gut ausgerüstet sind, geben Sie dem Patienten **SAUERSTOFF** und saugen mit einem Absauggerät das Sputum ab.

Der Rest muß, wie immer, in der Klinik erfolgen.

NOTFALLMEDIZIN 1.0   Frage 33

33) Wie behandeln Sie einen Schockzustand?

Nennen Sie 5 Ursachen für einen Schockzustand!

Frage 33

NOTFALLMEDIZIN 1.0

Antwort:

☒ Als Erstmaßnahme ist die Schocklage und das Anlegen einer Infusion indiziert; Transport in die Klinik.
☒ Ursachen des Schocks können sein:

① Blutverlust
② Verbrennungen
③ Herzinfarkt
④ Endotoxineinschwemmung
⑤ Anaphylaxie

Das ist ja das Schöne an der Notfallmedizin: es ist immer wieder das Gleiche, ohne komplizierte Varianten; zumindest für den Ersthelfer.

Beim **SCHOCK** kommt der Patient in die **SCHOCKLAGE**:

➡ **BEINE HOCH.**

Dadurch kann das Blut aus den Beinen dem Kreislauf wieder zur Verfügung gestellt werden

➡ **AUTOTRANSFUSION.**

Wenn Sie professionell handeln wollen, ist eine INFUSION mit physiologischer Kochsalzlösung nicht verkehrt.

NOTFALLMEDIZIN 1.0 — Frage 33

Ein **SCHOCK** ist eine periphere Durchblutungsstörung: in den peripheren Organe zirkuliert das Blut nicht mehr.
Bitte beachten Sie: eine EIN-blutung ist keine DURCH-blutung!

Das Blut fließt nur noch in den zentralen Organen:

- **HERZ,**
- **LUNGE** und
- **GEHIRN.**

Deshalb hat der Patient im unkomplizierten Schock ...

- ○ einen **INTAKTEN HERZSCHLAG,**
- ○ eine **INTAKTE LUNGENFUNKTION** und
- ○ **IST BEI BEWUSSTSEIN.**

- Der Patient friert,
- zittert und
- sitzt ängstlich in der Ecke.
- Der Blutdruck ist niedrig,
- der **PULS** ist hoch und
- die Urinproduktion ist gering.

Frage 33 NOTFALLMEDIZIN 1.0

ÄTIOLEGIE:

① Es gibt den Schock auf Grund eines Volumenmangels:

→ der **HYPOVOLÄMISCHE SCHOCK**.

Hier hat man alle klassischen Diagnosehinweise, die Sie gelernt haben ...

→ Schockindex.
📖 **siehe Frage # 3**

Ursachen des Volumenverlusts können sein:

- **BLUTUNG**
  (*nach außen oder auch in die Bauchhöhle, sowie bei Knochenbrüchen eine Blutung ins Gewebe: Oberschenkel, Beckenknochen etc.*),
- **VERBRENNUNGEN** (*Plasmaverlust*),
- **ERBRECHEN** und/oder **DURCHFALL** (*Beispiel: Cholera*).

📖 **siehe Frage # 26**

③ Der **KARDIOGENE SCHOCK** geht mit einer Verminderung der Pumpleistung des Herzens (*VERMINDERTES HERZMINUTENVOLUMEN*) einher. Dadurch ist die Peripherie auch nicht mehr ausreichend durchblutet.

Der kardiogene Schock kann z. B. auftreten

- nach einem **HERZINFARKT**,
- einer **LUNGENEMBOLIE**,
- bei einer **HERZBEUTELTAMPONADE** o. ä..

NOTFALLMEDIZIN 1.0   Frage 33

④ Der **SEPTISCHE SCHOCK**, oder der **ENDOTOXINSCHOCK** ist dadurch gekennzeichnet, daß sich durch Zellwandbestandteile gramnegativer Bakterien nach und nach alle Körperarteriolen gleichzeitig öffnen ...

⇒ **HERXHEIMER-REAKTION.**

Dadurch versackt das Blut in der Peripherie; es kommt zu einer **EIN**-blutung, aber nicht zu einer **DURCH**-blutung der peripheren Gewebe.

📖 **siehe Amtsarztfragen MIKROBIOLOGIE/HYGIENE**

⑤ Der **ANAPHYLAKTISCHE SCHOCK** entspricht einer **ALLERGISCHEN REAKTION TYP I**. Besonders gefährlich sind I.V.-Gaben unverträglicher Mittel; die 4 Stadien des Schocks können innerhalb von wenigen Minuten durchlaufen werden.

Der Patient klagt erst über

- **HAUTREAKTIONEN**
    - Rötung,
    - Urtikaria,
    - Ödem,
    - Juckreiz,

dann kommen

- Kopfweh und
- **GASTROINTESTINALE ERSCHEINUNGEN** dazu,
- später sinkt der **BLUTDRUCK** ab,
- der **PULS** steigt an,

bis der Patient schließlich einen

- **ATEM- UND KREISLAUFSTILLSTAND** erleidet.

Pathophysiologisch liegt dem anaphylaktischen Schock ebenfalls eine abnorme Erweiterung der Arteriolen zugrunde.

📖 **siehe Frage # 1**
📖 **siehe auch Amtsarztfragen IMMUNOLOGIE**

Frage 33

⑥ Der **NEUROGENE SCHOCK** ist eine Regulationsstörung im **KREISLAUFZENTRUM** in der Medulla oblongata. Auch hier öffnen sich alle Arteriolen auf einmal und das Blut versackt.

☞ *Der neurogene Schock kommt vor bei Narkosezwischenfällen.*

NOTFALLMEDIZIN 1.0 — Frage 34

34) Was besagt die „Neuner-Regel" bei Verbrennungen?

Frage 34
NOTFALLMEDIZIN 1.0

Antwort:

☒ Die verbrannte Körperoberfläche beträgt bei Verbrennungen eines kompletten Arms 9 %, ein komplettes Bein zählt 2 mal 9 %, jeweils die Vorder- und die Rückseite des Rumpfes zählt 18 %, der Kopf zählt ebenfalls 9 %.

Die sog. **NEUNERREGEL** gilt für **VERBRENNUNGEN AB DEM 2. GRAD** und erlaubt eine **ABSCHÄTZUNG DER VERBRANNTEN KÖRPEROBERFLÄCHE**.

📖 siehe Frage # 15

Verbrennungsverletzungen sind mit einer ganzen Anzahl von Komplikationsmöglichkeiten behaftet.

☞ Es gilt die Faustregel, daß **AB EINER VERBRENNUNG 2. GRADES** (*Blasen*) **VON 18 %** der Körperoberfläche ein **STATIONÄRER KLINIKAUFENTHALT** notwendig ist, da solche Verbrennungen letal enden können.

☞ Ab einer Verbrennung 3. **GRADES** (*Fehlen der Epidermis*) **VON 9 %** der Körperoberfläche ist ebenfalls ein potentiell **LEBENSBEDROHLICHER ZUSTAND** gegeben.
Solche Patienten kommen sehr leicht in einen **HYPOVOLÄMISCHEN SCHOCKZUSTAND** und riskieren ein **NIERENVERSAGEN**.

Desweiteren müssen natürlich solche Patienten in die Klinik, die an den HÄNDEN oder im GESICHT Verbrennungen haben. Verbrennungsverletzungen heilen oft mit einer überschießenden Narbenbildung ab (Keloid), so daß sowohl kosmetisch störende als auch funktionell unbefriedigende Heilungsergebnisse resultieren können.

Bei **GRÖSSEREN BLASEN** (*Verbrennungen 2. Grades*) als 5-Mark-Stück-Größe empfiehlt es sich sowieso, den Arzt aufzusuchen. Brandblasen infizieren sich sehr leicht und sollten deshalb **STERIL PUNKTIERT** werden.

☞ *Wegen des Infektionsrisikos sollte außerdem bei einer Verbrennung der* **TETANUSIMPFSCHUTZ** *sichergestellt sein!*

NOTFALLMEDIZIN 1.0　　　　　　　　　　　　　　　　　　Frage 35

35) Bei einem Patienten liegt ein Herzstillstand vor.

Ordnen Sie die erforderlichen Maßnahmen in sinnvoller Reihenfolge:

A) EKG-Daueruberwachung
B) Patienten in die Rückenanlage bringen
C) Behebung der metabolischen Azidose
D) Herzdruckmassage
E) Beatmen

Frage 35   NOTFALLMEDIZIN 1.0

Antwort:

☒ Lösung B - E - D - C - A

Können Sie noch Ihr NOTFALL-ABC?

Erst die **BEWUSSTLOSIGKEIT** feststellen (*ein Patient mit Herzstillstand ist bewußtlos*), dann ...

    A ATEMWEGE FREIMACHEN;
Ⓑ   hierzu liegt der Patient auf dem **RÜCKEN**;
        wenn der Patient nicht spontan atmet,
Ⓔ   **B BEATMEN**;
        man macht 5 x Mund-zu-Mund oder Mund-zu-Nase-Beatmung, anschließend
Ⓓ   **C CIRCULATION**: die **HERZDRUCKMASSAGE**.

- Wenn Sie alleine sind, beatmen Sie 2 mal im Wechsel mit 15 mal Herzdruckmassage,
- wenn Sie zu zweit sind, beatmen Sie 1 mal und verabreichen 5 mal Herzdruckmassage im Wechsel.

Erst wenn die Kreislauf-/Atemfunktion sichergestellt ist, kommt

    D DRUGS (*Medikamente, sonstige Maßnahmen*).

„D" tritt also nur dann in Kraft, wenn die Kreislauf- und Atemfunktionen sich wieder spontan einstellen oder wenn Sie ein „Helferteam" sind, wenn es also mehr als zwei Helfer sind. **ERST DANN** kümmern Sie sich um Medikamente, Druckverbände etc. Das wichtigste sind immer die Vitalfunktionen! Der schönste Dachziegelverband nützt Ihrem Patienten nichts, wenn in der Zwischenzeit der Herzschlag sistiert!

Ⓒ   Bei Patienten mit einem Kreislaufstillstand stimmen natürlich auch die Säure-Basen-Verhältnisse im Blut nicht mehr. **IM KRANKENHAUS** wird daher eine Korrektur des Säure-Basen-Haushalts vorgenommen.

Ⓐ   Wenn der Patient auf der Intensivstation liegt und alles Nötige getan ist, kann man eventuell ein **EKG-MONITORING** als Überwachung ansetzen. Eine Daueraufzeichnung des EKGs macht man bei **VERDACHT AUF RHYTHMUSSTÖRUNGEN**, z. B. nach einem Herzinfarkt.

NOTFALLMEDIZIN 1.0   Frage 36

36) Ein junger Mann ist nach einer Kopfverletzung bewußtlos.

Nennen Sie 3 mögliche Gründe!

Frage 36

Antwort:

- [x] Hirnkontusion,
- [x] Blutung,
- [x] Einklemmung des Gehirns

Eine **KOPFVERLETZUNG** kann eine üble Sache sein.
📖 **siehe hierzu auch Frage # 27**

Die einfachste Kopfverletzung ist die

- **SCHÄDELPRELLUNG.**
  Sie geht einher mit

  - Kopfweh,
  - Schwindel und
  - ev. Übelkeit und Erbrechen.
  ➡ In der Regel besteht keine Bewußtseinsstörung.

- Beim **SCHÄDELBRUCH** kann die Sache schon anders aussehen.
  Es kann zum Eindringen von Bakterien kommen (*Infektion:* **MENINGITIS** *oder auch* **ENCEPHALITIS**) oder es kann **LIQUOR** austreten. Je nach Ausmaß des Liquorabflusses kann sich das Gehirn nach unten (*Richtung Basis*) verschieben und es kann z. B. der **HIRNSTAMM** im Foramen occipitale magnum eingeklemmt werden. Dieses führt zum Ausfall der vegetativen Zentren (*Atem- und Kreislaufzentrum*) und endet letal.
  Ferner kann sich beim Schädelbruch über den Hirnhäuten (*zwischen Knochen und Hirnhäute*) ein Hämatom entwickeln: das **EPIDURALE HÄMATOM**. Überweise kann das epidurale Hämatom ein sog. **FREIES INTERVALL** aufweisen, d. h. die Symptome entwickeln sich erst (*Stunden*) später. Das ist auch der Grund, warum Patienten mit Verdacht auf Schädelbruch über Nacht in der Klinik bleiben müssen.

NOTFALLMEDIZIN 1.0   Frage 36

☞ *Für diejenigen, die mit dem Lernen schon über die Neurologie gekommen sind: das **CHRONISCHE SUBDURALE HÄMATOM** tritt vornehmlich bei **ÄLTEREN** auf,*
> ➡ *Gefäßsklerose!*
> 📖 **siehe Frage # 12**

Das **EPIDURALE HÄMATOM** tritt eher bei **JÜNGEREN** auf.

- Wenn die Gehirnsubstanz selber traumatisiert worden ist, handelt es sich im leichtesten Fall um eine **COMMOTIO** (*Gehirnerschütterung*). Die Commotio geht aber nur mit einer **LEICHTEN BEWUSSTSEINSSTÖRUNG** einher, eine tiefe Bewußtlosigkeit ist nicht typisch.

- Eine **CONTUSIO** ist eine **BLUTUNG INS GEHIRNGEWEBE** aufgrund eines Schädeltraumas. Es kommt zu einer **BEWUSSTLOSIGKEIT MIT HERDSYMPTOMEN**. Bei einer Kontusion kommt es immer zu einer **DEFEKTHEILUNG** (*wenn auch manchmal in sehr geringem Ausmaß*).

Bei einem Schädeltrauma kann es auch noch zum **DECEREBRATIONSSYNDROM** kommen. Es handelt sich um eine funktionelle Abkopplung des Hirnstamms vom Hirnmantel; der Patient „lebt" (*die vegetativen Funktionen sind intakt*   ➡   *Hirnstamm*), aber er kann die Extremitäten, sowie die Augenmuskeln nicht mehr willkürlich bewegen.

📖 **siehe Frage # 27**

NOTFALLMEDIZIN 1.0 — Frage 37

37) Welche Medikamente verabreichen Sie beim anaphylaktischen Schock?

Frage 37   NOTFALLMEDIZIN 1.0

Antwort:

☒ Infusion,
☒ Antihistaminika,
☒ Cortison,
☒ β-sympathicomimetische Sprays.

Jenachdem, für welche naturheilkundlichen Verfahren Sie sich nach der Prüfung entscheiden, sollten Sie auf dem Gebiet des ANAPHYLAKTISCHEN SCHOCKS sattelfest sein.

➠ *Phytotherapie, Neuraltherapie!*

Der **ANAPHYLAKTISCHE SCHOCK** kann sich, im Gegensatz zu den meisten anderen Schockformen außerordentlich **SCHNELL** entwickeln und erfordert deshalb auch rasche und sichere Hilfe.

Ich nehme an, die 4 Stadien können Sie noch; wenn nicht,
📖 *bei Frage # 1 und # 33 nachlesen!*

NOTFALLMEDIZIN 1.0 Frage 37

- Wenn der Patient **UNRUHIG** wird und über **JUCKREIZ** und **NIESREIZ** klagt, die **INJEKTION SOFORT ABBRECHEN**.
  Sie können die Nadel stecken lassen, um später eine Infusion an die Nadel anzulegen, Sie können die Nadel aber auch herausziehen. Sie riskieren, daß Sie den Patienten in einigen Minuten wieder stechen müssen, dafür haben Sie dann aber eine richtige Infusionskanüle.
  Wenn es dem Patienten wieder besser geht, nachdem Sie die Injektion abgebrochen haben, bleibt er mindestens noch eine Viertelstunde bei Ihnen in der Praxis und geht erst dann nach Hause.

- Wenn das Abbrechen der Injektion nichts genützt hat, und es dem Patienten schlecht wird, ist ein **ANTIHISTAMINIKUM** angezeigt - i.v. natürlich. Wenn es ihm nicht schlagartig und deutlich besser wird, sollten Sie Ihre **INFUSIONSFLASCHE** mit physiologischer Kochsalzlösung oder Ringerlösung fertig machen.
  Wenn der Patient während der Zeit, die Sie für das Vorbereiten der Infusion brauchen, noch nicht völlig auf dem Damm ist, hängen Sie ihm die Infusion an; selbst wenn es ihm 2 Minuten später wieder gut ist, schadet die Infusion nicht.

- Wenn er, trotz Ihres besten Willens, **KALTSCHWEISSIG** wird und eine **GRAU-GRÜNE GESICHTSFARBE** bekommt, geben Sie in die Infusionsnadel oder in den Schlauch ein **CORTISONPRÄPARAT** in mittlerer Dosierung. Das Problem ist, daß das Cortison seine Wirkung erst später entfaltet; aus dem Schneider sind Sie und der Patient damit noch nicht. Wenn der Patient soweit ist, hat er sicherlich auch eine starke **DYSPNOE**; jetzt ist es an der Zeit, das β-**SYMPATHICOMIMETISCHE SPRAY** einzusetzen. Wenn Sie möchten, können Sie, wenn alles nur einen mäßigen Erfolg zeigt, Ihre Cortisondosis erhöhen; wenn all das immer noch nichts geholfen hat, werden Sie in wenigen Sekunden zeigen können, ob Sie richtig **REANIMIEREN** können.

☞*Merke: wenn Sie richtig und sicher handeln, trägt der Patient wirklich keinen Schaden davon. Also üben Sie das Reanimieren!*

Es ist immer besser, sie haben das Reanimieren umsonst gelernt, als daß Sie es soeben gebraucht hätten.

Frage 37
NOTFALLMEDIZIN 1.0

*In manchen Bücher steht, man soll, im Fall eines anaphylaktischen Schocks **ADRENALIN** spritzen. Wenn Sie darauf scharf sind, lassen Sie sich die Handhabung von Adrenalin von einem Notarzt erklären, bzw. sich überzeugen, daß Adrenalin eine sehr gefährliche Substanz ist, deren tatsächliche Wirkung sich nicht einfach einschätzen läßt. Möglicherweise verstirbt nämlich der Patient an Ihrem Adrenalin anstatt am Schock.*

*Wenn Ihnen die Maßnahmen jetzt alle etwas kompliziert vorkommen, denken Sie dran: im Notfall behandelt man **DAS SYMPTOM, WELCHES GERADE IM VORDERGRUND STEHT**. Notfallmedizin ist eigentlich einfach; sie ist nur das Gegenteil von dem, warum Sie Heilpraktiker werden wollen: Notfallmedizin ist **REIN SYMPTOMORIENTIERT**, nie ganzheitlich.*

☞ **WARUM** der Patient den anaphylaktischen Schock oder das Lungenödem hat, ist momentan gleichgültig.

Er hat's und braucht für (*gegen*) sein Symptom Hilfe.

☞ Also, wenn Ihr Patient ...

- keucht wie eine Lokomotive, zücken Sie Ihr
  ➠ **SPRAY**.

- Wenn er zusehends eine Urtikaria entwickelt, greifen Sie zum
  ➠ **ANTIHISTAMINIKUM**.

- Wenn er Durchfall und Erbrechen bekommt und schwitzt, legen Sie als erstes eine
  ➠ **INFUSION** an.
  Ich hoffe, Sie können das, wenn nicht, mal einen Injektionskurs besuchen!

- Wenn Sie merken, daß der Patient immer weiter in den Schockzustand abrutscht, werfen Sie Ihr
  ➠ **CORTISON** in die Waagschale.

Machen Sie sich nur mit dem Ablauf und den möglichen Gegenmaßnahmen beim anaphylaktischen Schock vertraut; wenn Sie richtig reagieren, passiert dem Patienten im Hinblick auf Dauerschäden nichts.

NOTFALLMEDIZIN 1.0 — Frage 38

38) Beschreiben Sie die Schocklage!

Frage 38 NOTFALLMEDIZIN 1.0

Antwort:

☒ In der Schocklage liegt der Patient mit erhöhten Beinen auf dem Rücken.

Nochmal, zum Mitdenken, die **LAGERUNGEN**, die Sie können sollten:

❶ der **BEWUSSTLOSE PATIENT** (*nicht ansprechbar*) mit intakten Atem- und Kreislauffunktionen kommt immer in die **STABILE SEITENLAGE**.

❷ der **SCHOCKPATIENT** (*kaltschweißig, ansprechbar, niedriger Blutdruck, hoher Pulswert*) kommt immer in die **SCHOCKLAGE** mit erhöhten Beinen.
Dadurch wird der venöse Rückstrom verbessert (***AUTOTRANSFUSION***).

❸ Bei **KARDIALEN NOTFÄLLEN** (*außer beim Schock!*) wird der Patient mit **ERHÖHTEM OBERKÖRPER** hingesetzt, damit das Blut möglichst in den Beinen bleibt und damit das Herz etwas entlastet ist.
Man sollte Arme und Beine möglichst herabhängen lassen (*„unblutiger Aderlaß"*).

❹ **SCHÄDEL-HIRN-VERLETZTE** werden grundsätzlich mit dem **OBERKÖRPER HOCHGELAGERT**, um der Bildung des Hirnödems entgegenzuwirken. Der Kopf sollte in Mittelstellung fixiert werden.

Sie sehen, so schwer ist's gar nicht.

NOTFALLMEDIZIN 1.0

39) Beschreiben Sie die Herzdruckmassage beim Erwachsenen!

Frage 39

NOTFALLMEDIZIN 1.0

Antwort:

☒ Der Patient liegt in der Rückenlage. Der Helfer drückt mit seinen Handballen das Sternum des Patienten ca. 4 cm weit nach unten.

Die Voraussetzung für eine **HERZDRUCKMASSAGE** ist, daß der Patient auf einer **HARTEN UNTERLAGE** liegt; im Bett ist eine Reanimation nicht möglich.

- Ihr Patient liegt also praktischerweise **NEBEN** dem Bett auf dem Rücken.
- Sie knien sich neben ihn und suchen den Processus xiphoideus des Sternums.
- Drei Querfinger kranialwärts weist das **STERNUM** meistens eine flache Vertiefung auf ...

  ➠ Ihr Zielpunkt.

- Der Helfer legt seinen Handballen auf das Sternum und den Handballen der anderen Hand auf das Handgelenk seiner unteren Hand.
- Die Arme sind gestreckt und man drückt, unter **GEWICHTSVERLAGERUNG** (*Zuhilfenahme*) des Oberkörpers, das Sternum des Patienten ca. 4 cm nach unten.

  ○ Wenn Sie alleine sind, müssen Sie 15 mal Herzdruckmassage im Wechsel mit 2 Beatmungen durchführen,
  ○ wenn Sie zu zweit sind, wechseln Sie sich im Rhythmus 5 : 1 ab.

☞ Noch ein Hinweis: natürlich kann es bei einer Herzdruckmassage zu zahlreichen Komplikationen kommen:

☠ Rippenserienfrakturen,
☠ Herz-Lunge-Kontusionen,
☠ Pneu etc.

Wenn Sie aber zu zaghaft sind, verstirbt der Patient. *Also, was ist besser: leben mit ein paar gebrochenen Rippen oder mit intaktem Knochengerüst im Sarg liegen?*

Es gibt Situationen, da ist zuviel Feingefühl kontraindiziert.

NOTFALLMEDIZIN 1.0 — Frage 40

40) Eine 32jährige Frau hat sich bei einem Autounfall mehrere Rippen gebrochen.

2 Stunden später ist der Oberbauch sehr druckschmerzhaft, der Blutdruck fällt, der Pulswert steigt an.

Was ist Ihre Verdachtsdiagnose?

Frage 40   NOTFALLMEDIZIN 1.0

Antwort:

☒ Milzruptur.

RIPPENBRÜCHE sind an und für sich harmlos. Rippen wachsen schnell und komplikationsarm wieder zusammen.

Bei der Fraktur selbst kann es jedoch zu Komplikationen kommen:

> ☠ die Rippe kann sich bewegen und sich in umliegende Organe **EINSPIESSEN**.

Organe, denen so etwas passieren kann sind vornehmlich

- die **LUNGE** (*Pneumothorax*), oder die Oberbauchorgane
- **LEBER** und
- **MILZ**.

Beide Bauchorgane liegen **INTRAPERITONEAL**; daher führt das Anspießen eines dieser Organe zu starken **SCHMERZEN** mit abdominellen Abwehrspannungen. Außer den Schmerzen kann es bei Traumatisierungen parenchymatöser Organe leicht zu **BLUTUNGEN** kommen: Leber und Milz sind sehr blutreich und können Blut speichern.

☞ *Bei Verletzungen können innerhalb von einer halben Stunde 2 Liter Blut in die Bauchhöhle laufen!*

Deshalb hat die Patientin auch Zeichen des **HYPOVOLÄMISCHEN SCHOCKS**:
- niedrigen Blutdruck und
- hohen Puls.
- 📖 siehe Frage # 26

🗁 Therapeutische Maßnahmen:

> ○ Die Patientin in die **SCHOCKLAGE** bringen,
> ○ eine Infusion anlegen und
> ○ schnellstens in die Klinik bringen lassen.

Eine Milzruptur ist eine Indikation für eine **NOTOPERATION**.

NOTFALLMEDIZIN 1.0 — Frage 41

41) Welche Komplikation können Sie sich bei Erbrechen vorstellen?

Nennen Sie Gegenmaßnahmen!

Frage 41

NOTFALLMEDIZIN 1.0

Antwort:

☒ Aspiration von Erbrochenem;
☒ die geeignete Gegenmaßnahme wäre, den Patienten in die stabile Seitenlage zu bringen.

Das **ERBRECHEN** ist eigentlich ein sehr komplizierter Prozeß:

➠ nicht nur, daß die **PERISTALTIK** des Magens und des Ösophagus umgekehrt werden muß,
➠ beim Erbrechen muß sich auch gleichzeitig die **STIMMRITZE** (*Glottis*) **SCHLIESSEN**,
➠ der **ATEM** wird angehalten,
➠ der muskuläre Mundboden drückt den **KEHLDECKEL** nach unten und
➠ der weiche Gaumen verschließt den Zugang zur **NASENHÖHLE**.

Alle diese Vorgänge müssen zeitlich gut koordiniert ablaufen, sonst kann es sein, daß Erbrochenes in die Nase oder in die Bronchien gelangt. Da das Erbrochene mit der **MAGENSÄURE** benetzt ist, können empfindliche Zellen durchaus ernsten Schaden davontragen.

Weil in der Nasenhöhle und im Bronchialbaum **FLIMMEREPITHEL** vorliegt, das wesentlich dünner und damit empfindlicher ist als das Plattenepithel im Mundbereich, können Sie sich vorstellen, daß hier die Schäden am größten sind.

Wenn Zellen aufgrund der Magensäureeinwirkung zerstört worden sind, kommt es, im Zuge der „Aufräumungsarbeiten" zu einer leukozytären Infiltration, also zu einer **ENTZÜNDUNG**.

● In der Nase sind das die Symptome eines kräftigen **SCHNUPFENS**,
● in der Lunge die einer **PNEUMONIE**. Diese **ASPIRATIONSPNEUMONIE** kann sehr große Ausmaße annehmen.

☞ Wenn ein Patient bewußtlos ist, ist keine Gewähr mehr gegeben, daß die Vorgänge, die zu einem „regulären" Erbrechen dazugehören, auch wirklich alle **KOORDINIERT** ablaufen. Beim Bewußtlosen kann man sich nicht darauf verlassen, daß die Reflexe noch so funktionieren, wie sie sollen. Deshalb lagert man in der **STABILEN SEITENLAGE** den Patienten so, daß **MAGENINHALT** möglichst ungehindert und damit schnell **NACH AUSSEN ABFLIESST**.

Am besten, Sie legen Ihren Ehepartner einmal in die stabile Seitenlage und machen sich klar, wo der Magen, der Kehlkopf und der Ösophagus läuft. Sie werden sehen, daß Mageninhalt recht gradlinig nach außen gelangen kann; wenn Sie Ihren Ehepartner jetzt umlagern auf den Rücken, werden Sie feststellen, daß Mageninhalt spätestens in Höhe des Kehlkopfs nicht mehr weiterkommt.

Das ist der Grund, warum ein **BEWUSSTLOSER IMMER IN DIE STABILE SEITENLAGE** gehört.

NOTFALLMEDIZIN 1.0 — Frage 42

42) Sie kommen zu einem Bewußtlosen, der auf der Erde liegt.

Beschreiben Sie, welche Schritte Sie unternehmen!

Frage 42   NOTFALLMEDIZIN 1.0

Antwort:

☒ ❶ Ansprechen (*Feststellen der Bewußtseinslage*)
   ❷ Atmung testen
   ❸ Kreislauf testen
   ❹ je nach Erkrankung Infusion, Verband oder Medikamentengabe.

- Bewußtlose mit spontaner Atmung und Kreislauftätigkeit kommen in die stabile Seitenlage;
- bei Atem- und Kreislaufstillstand erfolgt eine Reanimation.

Können Sie Ihr NOTFALL-ABC?

❶ Wenn Sie zu einem Patienten kommen, der auf der Erde liegt, testen Sie als erstes die **BEWUSSTSEINSLAGE**:

      ⇒ Sie sprechen Ihn an.

Wenn er auf das Ansprechen hin ein, wie auch immer geartetes „Geräusch" von sich gibt, ist schätzungsweise die Atmung und die Herztätigkeit im Rahmen der Notfalldiagnostik noch in Ordnung

      ⇒ der Patient kommt in die stabile Seitenlage.

☞ Wenn er sich auf Ansprechen nicht rührt, können Sie (*leichte!*) Schmerzreize setzen: wenn sich der Patient jetzt rührt, kommt er wieder in die stabile Seitenlage, wenn nicht weiter mit 2.

NOTFALLMEDIZIN 1.0   Frage 42

❷ Als nächstes testen Sie die **ATMUNG**: Sie fühlen, ob **ATEMEXKURSIONEN AN DEN UNTEREN RIPPEN** tastbar sind. Wenn sie tastbar sind, weiter zu Punkt C, wenn nicht, tritt das Notfall-ABC in Kraft:

    Ⓐ **ATEMWEGE FREIMACHEN**:
        alles, was nicht angewachsen ist, wird aus Mund- und Rachenbereich rausgeräumt.
        Nicht vergessen, Handschuhe anziehen!
        Jetzt nochmal die Atemexkursionen tasten, wenn Sie jetzt vorhanden sind, weiter mit Punkt C. Wenn nicht:

    Ⓑ **BEATMEN**.
        Der Patient liegt auf dem Rücken, Sie knien daneben und beatmen 5 x Mund zu Mund oder Mund zu Nase.
        Nicht vergessen, den KOPF ZU ÜBERSTRECKEN!

    Ⓒ **CIRCULATION** = Kreislauftätigkeit.
        Sie fühlen den Puls an **GROSSEN ARTERIEN** oder an der **HERZSPITZE**. Wenn Atmung und Puls vorhanden sind, kommt der Patient in die stabile Seitenlage. Wenn nicht, erfolgt eine **HERZDRUCKMASSAGE**.

- Wenn sie alleine sind, wird im Wechsel 15 x Herzdruckmassage und 2 x Atemspende reanimiert,
- wenn Sie zu zweit sind, im Wechsel von 5 x Herzdruckmassage zu 1 x Beatmung.

Wenn Sie mit der Reanimation beschäftigt sind, haben Sie für weitere Maßnahmen keine Zeit. Wenn der Patient nur bewußtlos ist, oder im Laufe der Reanimation die spontane Atmung und Herztätigkeit wieder einsetzen, erst dann ist Zeit für ...

    Ⓓ **DRUGS**: weitere Maßnahmen.
        Die meisten Notfallpatienten können eine **INFUSION** gut gebrauchen. Die Infusion führt nicht nur Volumen zu, sie stellt auch einen venösen Zugang dar. Falls sich der Zustand des Patienten verschlechtern sollte, hat man noch eine Möglichkeit, **MEDIKAMENTE** zu applizieren (*Sie wissen, Notfallmedikamente nie i.m. sondern immer I.V.*).

Unter Punkt D fallen auch die zahlreichen kunstvollen *VERBÄNDE*, die Sie irgendwann beim Führerschein mal gelernt haben.

☞ Wichtig: Allen voran steht die **SICHERUNG DER VITALFUNKTIONEN** (*Atmung und Herztätigkeit*). Erst wenn das in Ordnung ist, kümmert man sich um die „Schönheitsreparaturen".

43) Was verstehen Sie unter Autotransfusion?

Frage 43

NOTFALLMEDIZIN 1.0

Antwort:

☒ Bei einer Autotransfusion gelangt körpereigenes Blut in die zentralen Abschnitte des Kreislaufs.

Erinnern Sie sich: im **SCHOCK** ist die Peripherie nicht mehr durchblutet.

Das heißt aber nicht unbedingt, daß sich in der Peripherie kein Blut mehr befindet, es heißt nur, daß die Peripherie nicht mehr an den Kreislauf angeschlossen ist.

Im manifesten Schock beschränkt sich die Blutzirkulation auf

- ***HERZ,***
- ***LUNGE*** *und*
- ***GEHIRN.***

Wenn man diesen zentralen Organen mehr Blut oder Flüssigkeit zuführt, wird sich notwendigerweise das Gebiet, in dem Blut zirkuliert, ausweiten. Deshalb ist die wichtigste Maßnahme im Schock die **FLÜSSIGKEITSZUFUHR.**

Am nachhaltigsten gelingt das über eine **INFUSION MIT PHYSIOLOGISCHER KOCHSALZLÖSUNG ODER RINGERLÖSUNG.**

☞ *Als Notfallmaßnahme, wenn keine Infusion zu Hand ist, ist die **SCHOCKLAGE** sinnvoll: durch das **ANHEBEN DER BEINE** wird das Blut, das sich in den Beinen befindet, in die zentralen Organe abgeführt. Bis zum Eintreffen des Notarztes sicher eine sinnvolle Maßnahme.*

📖 siehe Frage # 33

NOTFALLMEDIZIN 1.0   Frage 44

44) Welche Aussage/n zum urämischen Koma ist/sind richtig?

a)   trockene, blaßgelbe Haut
b)   obstartiger Geruch
c)   Lungenödem
d)   Beginn mit Muskelschwäche, Durchfall, Appetitlosigkeit
e)   Anämie
f)   rasche Entwicklung (*innerhalb von Minuten bis Stunden*)

A)   Alle Aussagen sind richtig.
B)   Nur Aussagen c, d und e sind richtig.
C)   Nur Aussagen a, e und f sind richtig.
D)   Nur Aussagen a, b, d und f sind richtig.
E)   Nur Aussagen b, c und f sind richtig.

Frage 44 — NOTFALLMEDIZIN 1.0

Antwort:

☒ Lösung B.

Die Komadiagnostik hat's in sich, nicht wahr?

Der versierte „Fragentechniker" kann sich bei so einer Frage aber eventuell durch Ausschlußdiagnosen weiterhelfen. Wohin der obstartige Geruch und die rasche Progredienz des Komas gehört wissen Sie doch noch, oder?

(a) Eine **TROCKENE, BLASSGELBE HAUT** gibt's bei der beginnenden Niereninsuffizienz.

- Die **BEGINNENDEN** Niereninsuffizienz ist durch eine **VERMINDERTE KONZENTRATIONSFÄHIGKEIT** der Niere gekennzeichnet, also durch eine

    ➽ **POLYURIE.**

    Wegen der Polyurie kommt es zu einer **DEHYDRATATION**, und damit zur

    ➽ trockenen Haut.

- Bei der manifesten Niereninsuffizienz aber, ist die Ausscheidungsfunktion der Niere allgemein lahmgelegt: jetzt wird nicht einmal mehr Wasser ausgeschieden. Deshalb hat der Patient im **URÄMISCHEN KOMA** keine trockene Haut, sondern eine allgemeine

    ➽ **ÜBERFÜLLUNG DER GEWEBE MIT WASSER.**

    Wenn Sie sich noch an die Hämatologie erinnern, wissen Sie, daß aus der Niere das Hormon **ERYTHROPOETIN** kommt, ein Hormon, das die Bildung von Erythrozyten anregt. Bei der Niereninsuffizienz fehlt das Hormon, so daß man Nierenkranken an ihrer **BLEICH-GELBEN GESICHTSFARBE** erkennt (*im Gegensatz zum Leberkranken: er ist eher bräunlich-gelb. Schauen Sie sich doch beim nächsten Mal U-Bahn-Fahren gründlich um!*).
    Ein Patient im urämischen Koma wirkt **AUFGEDUNSEN** und **GELBLICH-BLEICH**.

📖 siehe Frage #4

NOTFALLMEDIZIN 1.0   Frage 44

ⓑ Der **OBSTARTIGE** oder **ACETONARTIGE GERUCH** gehört zu .... na?

Jawohl, zum **INSULINMANGELKOMA**.

☀ Der Geruch wird ausgelöst durch die hohe Konzentration der Ketonkörper im Blut. Die Ketonkörper entstehen bei dem Verbrennen von Fett; Glucose kann die Zelle ja nicht mehr verbrennen; sie kommt ja nicht mehr in die Zelle hinein.

📖 siehe Frage # 4, # 10 und # 30

ⓒ Ein **LUNGENÖDEM** ist ein Zustand, bei dem **WASSER/FLÜSSIGKEIT IN DEN ALVEOLARRAUM** ausgetreten ist und deshalb die Atmung behindert.

Eigentlich gibt es dafür nur 3 Möglichkeiten:

- entweder es handelt sich um einen **RÜCKSTAU DES BLUTES** (*Linksherzinsuffizienz*), oder
- um das Eindringen von **GIFTSUBSTANZEN** in die Lunge über den Bronchialbaum (*Reizgase*) oder
- es handelt sich um eine allgemeine **WASSERÜBERFÜLLUNG** des Körpers, wie z. B. bei der Niereninsuffizienz.

Ein Lungenödem ist immer ein dramatisches Ereignis und geht mit einer starken **DYSPNOE** und mit **TODESANGST** einher.

📖 siehe Frage # 32

ⓓ **GASTROINTESTINALE ERSCHEINUNGEN** fehlen selten bei der Niereninsuffizienz.
Sie können sich die Zusammenhänge so vorstellen: wenn die **NIERE** als **AUSSCHEIDUNGSORGAN** ausfällt, muß der Magen/Darm-Trakt (*und die dazugehörigen Drüsen*) versuchen, diese Aufgabe zu erfüllen:

- Durchfall,
- Erbrechen.

☞ Eine beginnende Niereninsuffizienz geht ja auch mit unspezifischen Reizerscheinungen des Magens einher:

- einer Gastritis.

Durch die Kumulation von **KALIUM** bei der manifesten Niereninsuffizienz kommt es zu Störungen an elektrisch erregbaren Membranen: der Patient bemerkt eine **SCHWÄCHE DER MUSKULATUR**; der Untersucher ev. eine **BRADYKARDIE**.

Frage 44 NOTFALLMEDIZIN 1.0

(e) Wenn Nierenparenchym zugrunde geht, ist immer auch die Bildung von **ERYTHROPOETIN** vermindert.
☞ Erinnern Sie sich noch: Erythropoetin stimuliert die Bildung von Erythrozyten im roten Knochenmark. Chronisch Nierenkranke haben eine auffallend blaß-gelbe ödematöse Haut; die **RENALE ANÄMIE** kann also auch beim urämischen Koma auftreten.

(f) Wenn es sich nicht gerade um einen Narkosezwischenfall handelt, entwickelt sich das urämische Koma auch eher **LANGSAM**.
Dasjenige Koma, das sich schnell, innerhalb von Minuten entwickelt, ist das **HYPOGLYKÄMISCHE KOMA**.

📂 Therapeutische Maßnahmen beim urämischen Koma:

- Lagerung mit erhöhtem Oberkörper (*Lungenödem!*) und
- in die Klinik bringen lassen.

☞ *Bei diesem Krankheitsbild sollten Sie auf die obligate Infusion verzichten; der Patient muß sowieso an die Dialyse, da ist es besser, die Venen sind nicht verstochen. Außerdem liegt bei diesem Patienten kein Volumenmangel vor, im Gegenteil.*

NOTFALLMEDIZIN 1.0   Frage 45

45) Wie lagern Sie einen Patienten ...

- **A)** der bewußtlos ist, bei erhaltener Kreislauffunktion?
- **B)** mit Schädeltrauma bei erhaltenem Bewußtsein?
- **C)** mit Schocksymptomatik?

Frage 45

NOTFALLMEDIZIN 1.0

Antwort:

☒ Ⓐ ➡ stabile Seitenlage
☒ Ⓑ ➡ Kopf erhöht
☒ Ⓒ ➡ Schocklage.

Die diversen Lagerungen dienen dazu, SCHMERZEN zu vermindern, bzw. einer VERSCHLIMMERUNG DES KRANKHEITSBILDES ENTGEGENZUWIRKEN.
📖 siehe Frage # 38

Ⓐ Ein **BEWUSSTLOSER**, der eine intakte Herz- und Atemaktion aufweist, gehört prinzipiell in die **STABILE SEITENLAGE**. *Da in der Frage eine intakte Kreislauffunktion vorgegeben war, ist anzunehmen, daß die Atmung auch noch irgendwie funktioniert; ohne die Lungenfunktion schlägt das Herz auch nicht mehr lang.*

☞*Nochmal, für die Praxisrelevanz: in einer Notfallsituation ist es nur wichtig, daß das Herz schlägt und die Lunge atmet; die Regelmäßigkeit des Pulsschlags oder der Atmung ist egal. Wenn irgendeine Herz- und Lungenaktion nachweisbar ist, und der Patient bewußtlos ist, kommt er in die STABILE SEITENLAGE.*

Ⓑ Bei **SCHÄDEL-HIRN-VERLETZUNGEN** ist gefürchtet, daß sich innerhalb der Schädelkapsel ein **ÖDEM** entwickeln kann. Da hier nicht genügend Platz ist, kommt es zu Massenverlagerungen von Gehirngewebe, ev. sogar mit Einklemmungserscheinungen entweder seitens des Mittelhirns (*im Tentoriumschlitz*) oder seitens der Medulla oblongata (*im Foramen occipitale magnum*).

Beides ist nicht mehr lustig. Deshalb ist es vordringlich, dafür zu sorgen, daß sich das Ödem entweder garnicht oder wenn, dann langsam entwickelt.

Man lagert den **KOPF** des Verletzten in einem Winkel von 30 ° **ERHÖHT**, fixiert den Kopf in der Mittellage und hofft, daß der Notarzt schnell genug kommt.

Ⓒ Bei einem Patienten, der kaltschweißig, zitternd und mit ängstlich aufgerissenen Augen in der Ecke sitzt, lagert man die **BEINE HOCH ...**

➡ **SCHOCKLAGE.**

Durch das Hochlagern der Beine kann man den zentralen Organen noch etwas Blut zuführen und die Schocksymptomatik etwas abschwächen.

📖 siehe Frage # 43 und # 38

NOTFALLMEDIZIN 1.0 — Frage 46

46) Welche Aussage ist richtig?

Erstversorgungsmaßnahmen einer stark blutenden Wunde am Bein sind:

A) Abbinden distal der Blutung.
B) provisorisches Nähen am Unfallort.
C) Applikation von Sprühpflaster.
D) Druckverband.
E) Auflegen einer Eiskompresse.

Frage 46

NOTFALLMEDIZIN 1.0

Antwort:

☒ Lösung D.

Die Notfallmedizin ist doch wirklich einfach, wenn Sie sie nicht komplizierter machen!

Ⓓ Eine **BLUTUNG** wird therapiert durch einen **DRUCKVERBAND**.

Ein Druckverband wird folgendermaßen angelegt:

- man nimmt **2 VERBANDPÄCKCHEN** zur Hand. Man öffnet das erste und legt die sterile Kompresse auf die Wunde.
- Dann wickelt man ein paar Mal um die Extremität, um die Kompresse festzuhalten.
- Man legt das 2. Päckchen auf die umwickelte Kompresse und wickelt jetzt das Päckchen mit fest. Dabei sollte man relativ kräftig anziehen.

Wenn die Blutung noch nicht steht, kann man ein weiteres Päckchen nehmen und nochmals fester drumrum wickeln; man sollte aber nie die Kompresse wieder herunterreißen. Sie sollen ja weniger einen ordentlichen Verband machen als einen, der **FUNKTIONELL** ist. Im Krankenhaus spätestens wird der Verband sowieso wieder entfernt.

*Wenn Sie etwas tun wollen, dann lagern Sie die Extremität **RUHIG UND HOCH**.*

Ⓐ **ABBINDEN** ist eine Notlösung, auf die man am besten verzichten sollte.
*Wenn Sie richtig abbinden, d. h. die arterielle Zufuhr unterbrechen, kann es passieren, daß Gewebszellen distal der Abbindestelle zugrundegehen. Das ist eigentlich genau das, was vermieden werden sollte. Wenn Sie schon abbinden wollen/müssen, dann natürlich **PROXIMAL** (in Richtung der Körpermitte) von der Verletzung!*

Man empfiehlt aber, immer die Uhrzeit mit auf dem Verband zu notieren.

NOTFALLMEDIZIN 1.0 Frage 46

Ⓑ   Wenn man eine Wunde **NÄHEN** möchte, sollte man das Ganze nicht provisorisch angehen, sondern wenn schon, dann richtig.

☞ Dazu gehört die Beachtung einer vorschriftsmäßigen Aseptik, die Beachtung der Kontraindikationen (*potentiell kontaminierte Wunden*) etc..

Sie sehen, ein PROVISORISCHES NÄHEN am Unfallort ist UNMÖGLICH.

Am Unfallort wird ein **DRUCKVERBAND** appliziert; eventuell kann der Unfallchirurg in der **KLINIK** Gefäße und/oder die Hautwunde nähen.

Ⓒ   Die Indikationen für **SPRÜHPFLASTER** ist ebenfalls eher streng zu stellen.

Sprühpflaster bilden auf der Wunde einen mehr oder weniger **WASSERDICHTEN FILM**. Das hat zur Folge, daß die Wunde vor Fremdkörpern von außen ziemlich geschützt ist, aber es kann auch keine Wundflüssigkeit abfließen. Soviel zur allgemeinen Indikation.

☞ *Bei stark blutenden Wunden hält ein Sprühpflaster sowieso nicht.*

Ⓔ   Eine **EISKOMPRESSE** ist dann angebracht, wenn die Ausbildung eines **ÖDEMS VERHINDERT** werden soll.

Ein Beispiel wäre eine Gelenksverletzung beim **SPORT** oder **ENTZÜNDUNGSVORGÄNGE**. Kälte sorgt dafür, daß sich Gefäße kontrahieren. Wenn man auf eine blutende Wunde eine Eiskompresse auflegen würde, würden sich zwar die Gefäße ebenfalls zusammenziehen, aber es würde zusätzlich ein nicht unerheblicher **KÄLTESCHADEN** entstehen.

☞ *Eiskompressen verhindern in erster Linie ÖDEME und reduzieren den SCHMERZ. Sie sind aber immer nur kurzfristig anzuwenden und nie direkt auf der Haut (oder noch schlimmer auf einem traumatisierten Gewebe).*

NOTFALLMEDIZIN 1.0　　　　　　　　　　　　　　　　　　Frage 47

47) Welche Aussage/n ist/sind richtig?

- a) Den Funktionszustand des Gehirns erkennt man am schnellsten durch Palpation der A. carotis communis.
- b) Die Atmung beurteilt man am schnellsten durch fühlbaren Ausatemdruck beim Zuhalten der Nase.
- c) Blutungen müssen als Erstes am Unfallort versorgt werden.
- d) Die notfallmäßige Herzdiagnostik beschränkt sich auf Messen des Blutdrucks und des Pulses.
- e) Bei unklaren Bewußtlosigkeitszuständen kann man Glucose i. v. spritzen.

- A) Alle Aussagen sind richtig.
- B) Nur Aussagen a, c und d sind richtig.
- C) Nur Aussagen d und e sind richtig.
- D) Nur Aussagen b, c und d sind richtig.
- E) Nur Aussage a ist richtig.

Frage 47

NOTFALLMEDIZIN 1.0

Antwort:

☒ Lösung C.

(a) Wie testen Sie den **FUNKTIONSZUSTAND DES GEHIRNS?**

Natürlich, Sie fragen z. B. die Infektionskrankheiten ab, oder Sie unterhalten sich darüber, wie Ihr favorisierter Fußballverein abgeschnitten hat; oder Sie fragen den Patienten, ob er weiß, wo er sich befindet. Im Klartext: den Funktionszustand des Gehirns beurteilt man nach den cerebralen FUNKTIONEN.

In der Notfallsituation fragt man den Patienten nach seinem Namen, seinem Geburtsdatum, seiner Adresse oder registriert, ob er überhaupt auf Ansprechen hin reagiert.
Wenn Sie nur den Puls der **A. CAROTIS** tasten, kann es immer noch sein, daß Ihr Patient im **KOMA** liegt; dabei ist der Puls nämlich weitestgehend normal, das Bewußtsein aber gestört.

(b) *Manchmal sind die Fragen doch etwas albern. Da ist ja die Sache mit der Feder oder Spiegel, den man dem Verletzten vor die Nase halten soll, noch weniger abenteuerlich.*

Die Atmung testet man, indem man versucht **ATEMEXKURSIONEN DER UNTEREN RIPPEN** zu fühlen.

Das Feststellen der Atmung ist also ein TASTBEFUND.

(c) **ALS ERSTES** am Unfallort kümmern Sie sich um die **VITALFUNKTIONEN DES PATIENTEN!!!**

Erst wenn die Vitalfunktionen sichergestellt sind, können Sie sich um Blutungen kümmern, können eine Infusion anhängen etc.

NOTFALLMEDIZIN 1.0 Frage 47

ⓓ Im Notfall ist es wichtig festzustellen, **OB** der Patient eine **HERZAKTION** aufweist oder nicht. Wenn ein Pulsschlag fühlbar ist, brauchen Sie keine Herzdruckmassage zu machen. Die notfallmäßige Herzdiagnostik beschränkt sich wirklich auf die Feststellung eines **PULSES** und das Messen des **BLUTDRUCKS** (*um einen SCHOCKZUSTAND rechtzeitig genug zu erkennen*).

☞Alles andere, wie Arhythmien, Extrasystolen etc., ist Sache der Klinik.

ⓔ In den USA wird empfohlen, bei allen unklaren Bewußtlosigkeitszuständen **GLUCOSE I.V.** zu spritzen. Falls es sich um ein **HYPOGLYKÄMISCHES KOMA** handelt, ist der Patient sehr schnell wieder klar, und die Diagnose ist gesichert.

Bei allen anderen Komaformen schadet die Glucose (*10 ml 40 %*) nicht sehr, auch beim hyperglykämischen Koma (*auf diese, relativ kleine Menge Glucose kommt es nun auch nicht mehr an*).

In Deutschland steht diese Meinung nicht mehr unwidersprochen da: es wird empfohlen, einen BLUT-GLUCOSESCHNELLTEST zu machen.

Nun ja, wenn man die Geräte bei sich hat...

NOTFALLMEDIZIN 1.0   Frage 48

48) Welche Erkrankung vermuten Sie, wenn ein Patient Ihnen berichtet, daß „er wohl bewußtlos gewesen sei" und Sie bei der Inspektion subkonjunktivale Blutungen feststellen?

Frage 48 NOTFALLMEDIZIN 1.0

Antwort:

☒ Eine Epilepsie.

Im Nachhinein ist es immer schwierig zu sagen, was die Ursache einer Krankheit/Erscheinung war, die bereits wieder vorbei ist.

Wenn ein Patient Ihnen etwas von einem „Filmriß" erzählt, bzw. davon, daß ihm in der **ERINNERUNG** eine gewisse Zeit **FEHLT**, kommen eine Unzahl von Ursachen in Frage: angefangen von einer Synkope (*Herzrhythmusstörung*), über Unterzucker, die ganze Neurologie bis zu Depersonalisationserlebnissen oder Rauschmittelabusus. Bei vergangenen Bewußtlosigkeitszuständen, über die keine **FREMDANAMNESE** vorliegt, ist die Differentialdiagnose extrem schwierig.

Hier hilft nur eine ganz ausführliche Anamnese und eine sehr genaue Untersuchung.

- Bei **HERZRHYTHMUSSTÖRUNGEN** wird es dem Patienten normalerweise schwarz vor den Augen und er sinkt in sich zusammen. Daher sind die Verletzungen meist im **KNIEBEREICH**.

- Beim **UNTERZUCKER** ist eventuell ein **DIABETES** in der Anamnese zu eruieren; zumindest berichten solche Patienten über öfters auftretende „imperative" **HEISSHUNGERANFÄLLE**.

- Wenn's in die Gebiete der Neurologie und Psychiatrie hineingeht, wäre es gut, eine Beschreibung zu haben, was während der Bewußtlosigkeit abgelaufen ist. *Auf jeden Fall würde es nichts schaden, bei unklaren Bewußtlosigkeitszuständen ein EEG schreiben zu lassen.*

- Falls die Bewußtlosigkeit von einem **KRAMPFANFALL** herrührt, kann man fast immer Zeichen von **VERLETZUNGEN** sehen. Wenn die Patienten fallen, verletzen sie sich schwer - dann sind sie sowieso in der Chirurgie. Wenn die Patienten weniger schwer stürzen (*Teppichboden oder der Anfall passiert im Bett*), **NÄSSEN SIE ABER EIN**, beißen sich auf die **ZUNGE** (*blutet stark*) oder sie pressen im Anfall die Augen so fest zu, daß **KONJUNKTIVALE GEFÄSSE** zerreißen.

☞ *Bei diesem Patienten mit dem „blutrünstigen" Blick müssen Sie unbedingt fragen, ob er eingenässt oder sich auf die Zunge gebissen hat! Das Fragen ist Ihre Sache, manchmal bringen die Patienten das Einnässen nicht in Zusammenhang mit der Bewußtlosigkeit oder sie schämen sich.*

NOTFALLMEDIZIN 1.0   Frage 49

49) Beurteilen Sie die beiden Aussagen und die Verknüpfung:

Beim Austritt einer wasserklaren, glucosehaltigen Flüssigkeit aus der Nase handelt es sich immer um Liquor,

weil

Liquor Glucose enthält.

- A) Beide Aussagen und die Verknüpfung sind richtig.
- B) Nur beide Aussagen sind richtig.
- C) Nur die erste Aussage ist richtig.
- D) Nur die zweite Aussage ist richtig.
- E) Keine Aussage ist richtig.

Frage 49   NOTFALLMEDIZIN 1.0

Antwort:

☒ Lösung D.

☞ *Na, wissen Sie's langsam, die Sache mit dem „immer", „nie" etc.?*

„Fast immer" sind solche absoluten Aussagen in der Medizin verkehrt.

Wenn Sie zu einem verunfallten,

- **BEWUSSTLOSEN PATIENTEN** kommen, der
- **PUPILLENDIFFERENZEN** aufweist und dem eine
- **WASSERKLARE FLÜSSIGKEIT** aus der Nase rinnt,

liegt die **Vermutung** nahe, daß es sich um **LIQUOR** handelt; also daß ein **SCHÄDELBASISBRUCH** vorliegt.

☞ Es gibt jedoch auch den Fall, daß bei einem Patienten plötzlich, z. B. **BEI KÖRPERLICHER ANSTRENGUNG**, eine wasserklare Flüssigkeit aus der Nase läuft. Wenn in der Anamnese jetzt noch ein Schädeltrauma zu eruieren ist, liegt die Verdachtsdiagnose „**LIQUORFISTEL**" nahe.

➡ *Dieser Patient muß sich baldigst neurologisch untersuchen lassen.*

Gerade in solchen Fällen, also **NICHT DIREKT** im Zusammenhang mit einem Trauma gibt es aber noch Verletzungen des **TRÄNENSACKS**. Die Symptome sind dieselben; bei Anstrengungen rinnt plötzlich glucosehaltige Flüssigkeit aus der Nase, nur ist es hier viel harmloser, denn es handelt sich nur um **TRÄNENFLÜSSIGKEIT**. Letztlich ist es aber hier auch der **NEUROLOGE**, der den Unterschied feststellt.

☞ *Sie sehen an diesem Beispiel wieder, wie gut es ist, eine ausführliche Anamnese und Diagnostik zu betreiben, und, bei Unklarheiten, den Patienten zum Fachmann zu schicken, ohne daß man sich vorschnell auf eine Diagnose festbeißt. Dieser Patient wird wohl kaum eine Meningo-Encephalitis beim nächsten Schnupfen riskieren, und damit ist eine übertriebene Verunsicherung des Patienten überflüssig.*

NOTFALLMEDIZIN 1.0 Frage 50

50) Ein Patient bekommt während einer Injektion plötzlich einen roten Kopf, Tremor und sagt, daß er sich gleich übergeben muß.

Was tun Sie?

Frage 50　　　　　　　　　　　　　　NOTFALLMEDIZIN 1.0

Antwort:

☒ Die Injektion sofort abbrechen,
☒ einen venösen Zugang sichern und
☒ sich auf alle Komplikationen eines anaphylaktischen Schocks einstellen.

☞ *Wenn Sie mit **INJEKTIONEN** (besonders Phytotherapeutika, Neuraltherapeutika) umgehen, brauchen Sie unbedingt Kenntnisse und Einrichtungen zur Bekämpfung des **ANAPHYLAKTISCHEN SCHOCKS**. **Das sind Sie sich und Ihren Patienten schuldig.***

Der anaphylaktische Schock verläuft bei i.v.-Gabe des Allergens besonders progredient ab. Er kann aber auch schon bei der neuraltherapeutischen **PROBEQUADDEL** auftreten!

Man unterscheidet 4 Stadien:

1. STADIUM:

Der Patient wird

- unruhig,
- niest und
- klagt über Juckreiz.

Ich hoffe, Sie sind sensibel genug, daß Sie merken, wenn es Ihrem Patienten nicht gut geht! Sie haben jetzt noch die Chance, daß die Sache relativ glimpflich abgeht:

➠ man **UNTERBRICHT SOFORT** die Injektion.

Falls es dem Patienten nach dem Abbruch der Injektion wieder besser geht, ist es zulässig, den Patienten noch eine halbe Stunde da, bevor er nach Hause gehen kann.

NOTFALLMEDIZIN 1.0 Frage 50

2. **STADIUM:**

   Die Symptome des ersten Stadiums verstärken sich, hinzu kommen

   - Symptome seitens des **GASTROINTESTINALTRAKTS**. Der Patient wird jetzt deutlich ängstlich, zeigt
   - Anzeichen von **SCHÜTTELFROST** und klagt über
   - Brechreiz und/oder Durchfall.

☞ *Wenn Sie jetzt die Injektion abbrechen, wird es dem Patienten wahrscheinlich nicht schlagartig besser gehen: es empfiehlt sich, im 2. Stadium ein Antihistaminikum zu spritzen.*

Das bedeutet, Sie unterbrechen die Injektion, ziehen das ANTIHISTAMINIKUM auf und wechseln nur die Spritzen; die Nadel bleibt in der Vene. Je nachdem, wie der Patient auf das Antihistaminikum reagiert, hängen Sie ihm noch eine INFUSION an (physiologische Kochsalzlösung). Die Infusion kann man im Notfall (in diesem Fall) an die Nadel anschließen.

3. **STADIUM.**

   Ab jetzt wird's immer interessanter: der Patient bekommt eine

   - blau-grüngraue Gesichtsfarbe, hat
   - **KALTEN SCHWEISS** auf der Stirn und eine
   - starke **DYSPNOE**. Der
   - **BLUTDRUCK SINKT** deutlich ab, die
   - **PULSFREQUENZ STEIGT.**

☞ Hier behandeln Sie, wie immer in der Notfallmedizin, das Symptom, das im Vordergrund steht. Sie unterbrechen sofort die Injektion, belassen aber die Nadel, wo sie ist.

   ○ Wenn die **DYSPNOE** im Vordergrund steht, applizieren Sie erst ein β-**SYMPATHICOMIMETISCHES SPRAY,**
   ○ wenn die **KREISLAUFSYMPTOME** vorrangig sind, kümmern Sie sich erst um die **INFUSION.**

Sie hängen dem Patienten im 3. Stadium IMMER eine Infusion mit physiologischer Kochsalzlösung an und geben in den Schlauch ein CORTISONPRÄPARAT (zwischen 100 und 1000 mg Prednisolon), wenn Sie möchten auch noch ein Antihistaminikum.

4. **STADIUM.**

Jetzt ist das Blut soweit in der Peripherie versackt, daß die Hirndurchblutung nicht mehr ausreicht: der Patient wird

- **BEWUSSTLOS** und hat einen
- **ATEM- UND KREISLAUFSTILLSTAND.**

Hier wird reanimiert (*wie, das wissen Sie ja zwischenzeitlich*).

☞ *Bis auf das 1. Stadium sollten alle Patienten anschließend in ärztliche Behandlung. Die Patienten sollten sich unbedingt einen Allergiepaß besorgen!*

📖 siehe auch Frage # 1 und # 37

NOTFALLMEDIZIN 1.0

INHALTSVERZEICHNIS

NOTFALLMEDIZIN 1.0

Symbole

0,9 % 30
2. Herzton 82
500 ml 96
9 % 63, 120
18 % 64, 120

A

A. carotis 36, 54, 156
A. carotis communis 155
A. radialis 5, 36
A. vertebralis 54
Abbinden 151, 152
Abbruch der Injektion 164
Abdeckung 39
Abdomen 14
Abdomen, akutes 65, 66, 73, 75, 80, 86
Abgeschlagenheit 26, 83
Abschiedsbrief 54
Abwehrspannung 66, 136
acetonartiger Geruch 147
Acetongeruch 24, 44, 106
Acidose 26, 59
ACTH 46
Addison-Krise **41**, 46, 54
Aderlaß 96
Adipositas 81
Adrenalin 25, 28, 42, 46, 103, 130
Adynamie 24
akut lebensbedrohlich **101**
akute Bronchitis **79**, 84
akute Gastritis **73**, 75
akute Leberstauung 80
akute Pankreatitis **13**, 14, 74
akute Rechtsherzbelastung 80

akute Subarachnoidalblutung 49
akuter Verfall der Körperkräfte 46
akuter Glaukomanfall **37**, 39, **85**,86
akutes Abdomen **65**, 66, **73**, 75, 80, 86
Aldosteron 46
Alkoholdelir 43
alleine 8
Allergie 10, 84
allergische Reaktion Typ I 117
allergische Sofortreaktion 10
Altersheim **71**, 72
Amtsarzt 12
Anämie 26, **145**
anaphylaktischer Schock **9**, 10, 117, **127**, 128, 164
Aneurysma 49
angeborene Fehlbildungen 18
angespannte Bauchdecken 74
Angina pectoris 15, 80, 93
Angstgefühl 5, 10
Anheben der Beine 144
Ansprechen 7, 140
Antidepressiva 54
Antihistaminika 11, 12, 54, 129, 165
Apathie, 98
Apoplex 53
Appendicitis 67
Appetitlosigkeit **145**
Arrhythmie 45
arterielle Zufuhr 152
Arterien 90
Ascites **21**, 23
Aseptik 153
Aspiration 138
Aspirationspneumonie 7, 58, 108, 138
aspiriert 7
Atem- und Kreislaufstillstand 11, 108

NOTFALLMEDIZIN 1.0

Atemexkursion 7, 34
Atemfrequenz 11
Atemhilfsmuskulatur 112
Ateminsuffizienz 15
Atemnot **17**, 18, 112
Atemspende 33, **101**
Atemstillstand
    7, 11, 36, **69**, 70, 90, 166
Atemwege freimachen 8, 35, 70, 122, 141
Atemzentrum 124
Atmung tief und schnarchend **105**
Atmung 7, 35, 141, 150, **155**, 156
Atmung beschleunigt **9**
aufgedunsen 146
Auge 37, 38
Augenbulbi weich 44
Augenbulbus 24, 50
Augenklinik 39
Ausatemdruck fühlbar **155**
Ausscheidungsfunktion 146
Auswurf 112
Autotransfusion 30, 114, 132, **143**
Autounfall **135**
Azidose 81

B

β-2-mimetisches 11
β-sympathicomimetisches Spray 12, 129, 165
Bakterien 117
Bakterientoxine 96
Bananen 25
Barbiturate 54
basale Rasselgeräusche 92
Bauchdecken 66

Bauchdecken angespannt 74
Bauchoperation **79**
Bauchpresse 49
Bauchschmerzen 74
Bauchspeicheldrüse 15
Bauchweh 24, **41**, 46, 66, 74, 86
beatmen 8, 35, 70, **121**, 122, 141
Beckenfraktur 28, 96
Beckenvenen 19
Befunde **9**
Begleitperitonitis 74
Bein- oder Beckenvenen 19
Beine hoch 6
Beinvenen 19
Belastungs-EKG **91**, 92
Beobachtung des Patienten 11
Berührungsreize 108
beschleunigte Atemfrequenz **9**, 80
Bett 36, 134
Bettruhe 81
bewußtlos 5, 6, **33**, 34, **51**, 52, **57**, 70, 90, **105**, 122, **123**, 138, **139**, **149**, 150, **155**, **159**, 160
bewußtseinsgetrübter Patient 7, 108
Bewusstseinslage 108, 140
Bewußtseinsstörung 6, 22, 124
Bicarbonat 59
Bicarbonat i. v **57**
Bienenstich 102
Blasen 63, 120
Blässe **9**, 21
blau-grüngraue Gesichtsfarbe 11, 165
bläulich-grüne Flecken **99**
Blausäure 56
bleibende Hirnstörungen 25
bleich-gelbe Gesichtsfarbe 146

Blick, blutrünstiger 160
blow-out-Fraktur 50
Blutdruck 11, 92, 115, 117, **155**, 157, 165
Blutdruck fällt **135**
Blutdruck hoch 88
Blutdruck niedrig 44
blutdrucksenkende Mittel **91**
blutende Wunde **151**
Blutglucose 106
Blutglucoseschnelltest 157
blutig-schaumig 112
blutrünstiger Blick 160
blutstillende Maßnahmen 8, 70
Blutungen 28, 88, 96, 116, 136, 152, **155**
Blutungsgefahr 82
blutungshemmende Wirkung 32
Blutverlust **95**
Blutvolumen 6
Blutzuckerspiegel 58
Blutzuckertest 25
Blutzusammensetzung 81
Bolus 72
Bradycardie 26, 147
Brandblasen 120
braun-gelbe Hautverfärbung 23, 146
Brechreiz 50, 165
Brillenhämatom **47**, 48
Bronchien 7
Bronchospastik 11
Brot 25
Bruchpforten 67
Brusthälfte, gesamte linke **17**
Brustschmerz 92
Bügeleisen 63

C

Cholera 96, 116
chronisch subdurales Hämatom 49, 98, 125
Circulation 8, 36, 70, 122, 141
CO **55**, 56
Colitis ulcerosa **73**, 75
Commotio 125
Contusio 125
Cor pulmonale **17**, 20
Cortison 11, 12, 46, **101**, 129, 165
Cortison-Spray 103

D

Dachziegelverband 122
Darm 5
Darmgeräusche 67
Darmperistaltik 66, 74
Darmschlinge 75
Dauer des Schockzustands 5
Decerebrationssyndrom 125
Defektheilung 125
Dehydratation 146
Delir **41**
Depersonalisationserlebnisse 160
Diabetes 66, 160
Diabetiker **57**, 58
diabetisches Koma 58
Diagnostik 8
Diarrhoe 10
Diphtherie **101**, 102
Divertikel 75
Divertikulitis **73**, 75

NOTFALLMEDIZIN 1.0

Doppelbilder 50
Drucksteigerung im Auge 86
Druckverband 122, **151**, 152
Drugs 70, 122, 141
durchblutet 5
Durchfall 45, 46, 96, 116, **145**, 147, 165
Durchfälle, nächtliche 24
Durchlässigkeit der Kapillaren 62
Durst 24, 44
Durstfieber 24, 46
Dyspnoe
   11, 18, **79**, 80, 129, 147, 165

E

EEG 160
EEG-Veränderungen 22
eigener Schutz 56
Einblutung 48
Einnässen 160
Eisbeutel 88
Eisenbahnschienen 92
Eiskompresse **151**, 153
EKG-Dauerüberwachung **121**
EKG-Monitoring 122
Elektrolytlösung 6
Emphysematiker 18
Encephalitis 124
Endothelläsion 81
Endotoxine 81
Endotoxinschock 117
entrundete Pupille 86
Entzündung der Hirnhäute 50
Entzündungsvorgänge 74, 153
epidurales Hämatom 98, 124, 125
Erblindung 39

Erbrechen 10, 14, 45, 46, 49, 92, 96, 108, 116, 124, **137**, 138, 147
Erbrochenes 7, 35
erhöhter Oberkörper 83, 132
Erste-Hilfe-Maßnahmen 92
Erstmanifestation 37
Erstversorgungsmaßnahmen 151
Ertrinken 53
Erythropoetin 146
Exsikkose 24

F

farbige Ringe um Lichtquellen 86
Fehlen der Epidermis 120
feuchte, kalte Haut 112
Fieber 10, 14, 45, 84
Filmriß 160
Fingernagel 88
Flapping tremor 22
Flimmerepithel 138
Flüssigkeitszufuhr 44, 46, 144
foetor urämicus 26
Foramen occipitale magnum 150
Fraktur des Orbitabodens 50
Frakturen 100
freies Intervall 49, 98, 124
Fremdanamnese 160
Fremdkörper 38
friert 28
frische Luft **55**
Frühtod 62
fühlbarer Ausatemdruck **155**
Funktionszustand des Gehirns 156
Fürsorge 100

G

Gallenstein 15
Gastritis, akute **73**
gastrointestinale Erscheinungen 117, 147
Gastrointestinaltrakt 165
Gebiß 35, 72
Geburt 81
Gedächtnisstörungen 25, 42
Gedeihstörung 100
Gefäßgeräusche 67
Gefäßsklerose 81
Gefäßwandschädigung 81
Gegenstand **31**
Gehirn 5, 28, 115, 144, **155**
Gehirnerschütterung 125
Gehirnquetschung **47**, **48**
gerötetes Auge 86
Geruch acetonartig 147
gesamte linke Brusthälfte **17**
Gesichtsfarbe blau-grüngrau 11, 165
Gesichtsfarbe bleich-gelb 146
Gesichtsfarbe bräunlich-gelb 146
gestikuliert **71**
Gewebsnekrosen 6
Glaukomanfall, akuter **37**, **85**
Glottisbereich 78
Glottisödem **101**, 102
Glucagon 25
Glucose 43, 58, 157, **161**
Glucose i. v. **57**, **155**
Glucose oral **57**
Glucoselösung 12, 25, 54, 58
Glykogen 25
Grade der Verbrennung 62
gramnegative Bakterien 117
große Pupillen 28
Gummibauch 14, 67
Gummifingerling 18
gürtelförmig 14

H

Halluzinationen 25
Hämatom 48, 100
Hämoglobin **55**, 56
hämolytisch-urämisches Syndrom 26
Hämoptyse 80
hämorrhagische Diathese 88
Hände 120
Handflächen 63
Harnblase 67
Haut feucht und kalt 112
Haut rot und trocken **21**, 44
Haut trocken und blaßgelb **145**, 146
Hautnerven 62
Hautpigmentierung verstärkt **41**
Hautreaktionen 117
Hautverfärbung, braun-gelbe 23
HCO_3^- 59
Heben 49
Heimlich-Handgriff 72, 78, **101**, 103
Heißhungeranfälle 46, 160
Heparin 82
hepatisches Koma 6, 54
Herdplatte 63
Herdsymptome 48, 125
Hernien 67
Herxheimer-Reaktion 117
Herz 5, 28, 115, 144
Herz-Lunge-Kontusionen 134
Herz/Kreislauf-Stillstand 53, **89**
Herzbeuteltamponade 116

NOTFALLMEDIZIN 1.0

Herzdiagnostik, notfallmäßige **155**
Herzdruckmassage 8, 36, 70, 90, **91**, 93, **121**, 122, **133**, 134, 141
Herzerkrankungen 53
Herzinfarkt 15, 53, 66, **73**, 74, **79**, 80, 83, **91**, 92, 116, 122
Herzinsuffizienz 81, 83, 84, 92
Herzklopfen 25, 42
Herzminutenvolumen 90
Herzrhythmusstörungen 20, 160
Herzspitze 5, 90, 141
Herzspitzenstoß 8, 36
Herzstillstand 5, 7, **121**
Herztätigkeit 7
Herzton 82
Herzwandruptur **17**, 19
Hirnmassenblutung 53
Hirnödem 132
Hirnschäden 25, 59
Hirnstamm 124
Hirnstörungen, bleibende 25
Hitzeeinwirkung 62
Hochlegen der Beine 30
hoher Blutdruck 88
Husten 19, 67
Husten mit Auswurf 84
Hustenanfall 77
Hustenreiz 80
Hustenstoß 103
hyperglykämisches Koma 54, 58
Hyperkaliämie 26
hypersonor 18
Hyperthyreotes Koma **41**, 45
Hyperventilation 26
Hypoglykämie 25, 46
hypoglykämisches Koma 6, **21**, **41**, 42, 43, 48, 54, 58, 157

hypophysäres Koma 54
Hypophyse 46
hypovolämischer Schock 30, 62, **95**, 96, 116, 120, 136
Hypoxie 81

I

i.m.-Injektionen 82
Ikterus 14, 23
Ileus 14, 96
Infekt 24
Infektionskrankheiten 88
Infusion 6, 11, **13**, 15, 24, 26, 28, 44, 46, 48, 49, 52, 54, 56, 64, 66, 83, 88, 106, 114, 129, 136, 141, 144, 148, 165
Infusionslösung 12
Injektion 11, 129, **163**, 164
Injektion, Abbruch der ... 164
inspiratorischerStridor 77, 78
Insulin 24, 59, 106
Insulin i. v.. **57**
Insulinmangelkoma **41**, 44, 54, 106, 147
Insulinproduktion 24
Intensivstation 122
intrazerebrale Blutung 98
Intubation **13**, 15, 103
Ischämie 53

J

Juckreiz 10, 117, 129, 164

K

Kalium 147
kalte Umschläge 88
kalter Schweiß 5, **21**, 25, 28, 96, 165
Kälteschaden 153
kaltschweißig 11, 42
Kammerflimmern 36, 90, **91**, 93
kardiale Notfälle 132
kardiogener Schock 80, 116
Karotis 5, 8
Kehldeckel 138
kein Atemgeräusch 18
Kekse 25
Keloid 120
ketoazidotisches Koma **21**, 24, 54
Ketonkörper 147
Kind 100
Kind ist untergewichtig **99**
Kindesmißhandlung 100
Klinik 11, 18, 23, 24, 26, 28, 32, 39, 43, 44, 45, 46, 48, 49, 50, 53, 59, 64, 67, 82, 86, 88, 98, 103, 106, 112, 114, 124, 136, 148, 153, 157
klinische Erscheinungen **61**
Klopfschall 18
kneifen 7
Kniebereich 160
Knochenbrüche 116
Knollenblätterpilz 23
Koagulation von Eiweißen 38
Kochsalzlösung 30, 106, 114
Kohlenhydrate 25
Kohlenmonoxidvergiftung **55**, 56
Koliken 46

Koma 5, 6, 25, 42, 54, 156
Koma diabeticum **41**
Koma, hyperthyreotisches **41**, 45
Koma, hypoglykämisches **41**, 43
Koma, Insulinmangel- 147
Koma, Leber- 43
Koma, urämisches 43, **145**, 146
Komplikation **137**
Komplikation des Schocks 6
Konjunktiva 38
Konzentration **29**
Konzentrationsschwäche 25, 42, 49, 98
Kopf erhöht 150
Kopf überstrecken 109
Kopfschmerz 24, 49, 53, 86, 98, 117, 124
Kopftrauma 49, **97**, 98, **123**, 124
koronare Herzkrankheit 80
Körperkraft, akuter Verfall der ... 46
körperliche Arbeit 18
Körperoberfläche 63
Körperoberfläche, verbrannte 120
Körpertemperatur 80
Krampfanfall 54, 160
Krämpfe 25, 26, 42
Krankenhaus 6, 23, 88
Krankentransport **57**
Kreislauf 5, 25, 36, 70
Kreislauffunktion 150
Kreislaufinsuffizienz 11
Kreislaufstillstand
   5, 7, 11, 36, 90, 166
Kreislaufzentralisation 5
Kreislaufzentrum 118, 124
künstlicher Hustenstoß 72
Kussmaul'sche Atmung 24, 26, 44, 106

L

Lagerung **65, 69**, 132, **149**
Lähmungen 81
Latenzzeit 56
Lauge **37**, 38, 102
lebensbedrohlich 5, 64, **101**, 102
Leber 23, 136
Leberausfallskoma 23
Leberkoma **21**, 22, 43
Leberzerfallskoma 23
Leberzirrhose 23
Leistungsschwäche 49, 83, 92
Lethargie 42
leukozytäre Infiltration 75
Lichtscheu 50
Lider 48
Linksherzinsuffizienz 147
Liquor 124, **161**, 162
Liquorfistel 162
Lokalanästhetika 54
Loslaßschmerz 67
Luft, frische **55**
Luftnot 92
Lunge 5, 28, 115, 136, 144
Lungenauskultationsbefunde 82
Lungenembolie
   17, 19, **79**, 80, 112, 116
Lungenentzündung **73**
Lungengeräusche 112
Lungeninfarkt 66
Lungenödem
   79, 84, **111**, 112, **145**, 147
Lungenversagen 14

M

M. Croup 102
Mageninhalt 108, 138
Magensäure 138
Magensonde 15
Marcumar 88
Medikamente 70, 122, **127**, 141
Medulla oblongata 118, 150
Melanozyten 46
meningeale Zeichen 53
Meningitis **47**, 50, 124
Meningokokkensepsis 46
metabolische Azidose **121**
Milz 136
Milzentfernung 81
Milzruptur 96
Monokelhämatom 48
Morphin 93
Müdigkeit 26, 49, 83, 98
Mukosa 75
Mumps 24
Mund 35
Mund-zu-Mund(Nase)-Atemspende **101**
Mund-zu-Mund-Beatmung 35
Mund-zu-Nase-Atemspende 35
Muskeleiweiß 62
Muskelschwäche 26, **145**
Muskulatur 147
Mutter 100
Myokardinfarkt **17**, 19

N

N. phrenicus 80
nächtliche Durchfälle 24
Nachtschweiß 83
Nackensteife 49, 50
Nähen **151**, 153
Nahrungskarenz 15
Narben 100
Narkosezwischenfälle 118
Nase 35
Nase zuhalten 88
nasebohren 88
Nasenbluten **87**, 88
Nasenhöhle 138
Nebennierenmark 46
Nebennierenrinde 46
Nebennierenrindeninsuffizienz 46
Nekrose 5, 63
nervös 42
Neuner-Regel 63, **119**, 120
Neuraltherapeutika 164
neurogener Schock 118
Neuroleptika 54
Neurologie 160
neurologische Ausfallssymptome 48
Niere 5, 6
Niereninsuffizienz 26, 146
Nierenschäden 88
Nierenversagen 14, 120
Niesen 10, 49
Niesreiz 129
Nitrolingual 12, **13**, 15, 19, 83, **91**, 92, 93, 112
Notarzt 53
Notfall-ABC 7, 34, 49, 52, 53, 70, 82, 90, 122, 140

Notfallapotheke 12, 59
notfallmäßige Herzdiagnostik **155**
Notfallreaktion 62
Notoperation 15, 136
Nulldiät **13**

O

Oberbauch sehr druckschmerzhaft **135**
Oberbauchschmerz 14
obere Atemwege 78, 102
Oberkörper hochgelagert 132
Oberschenkelfraktur 96
obstartiger Geruch **105**, 106, **145**
Ödem 63, 83, 102, 117, 150
Operation **13**, 37, 38, 49, 81
Opiate 12
Opium 54
Orbita 48
Orbitabodenfraktur **47**
osmotischer Druck 30

P

Palmarerythem 23
Palpation **155**
Panik 6
Pankreatitis 66, **73**
Papilla Vateri 15
paralytischer Ileus 66
Perikarditis 74
periphere Durchblutungsstörung 28
periphere Arteriolen 93
Peristaltik 138
peroral 56
Pfählungsverletzungen 32
Phrenicus 80
physiologische Kochsalzlösung 11, 24, **29**, 106, 114, 129, 144

Phytotherapeutika 164
pigmentierte Haut 46
Plasmaverlust 116
Plattenepithel 138
Platzwunde **97**, 98
Pleuritis 14, 74, **79**, 80
Pneumonie 74, 138
Pneumothorax **17**, 32, 134, 136
Polyurie 24, 44, 146
Porphyrie 66
Postprimärtuberkulose 83
Präkoma 44
Prednisolon 11, 165
Primärtuberkulose 83
Probequaddel 164
Procain 54
Processus xiphoideus 36, 134
Prostatahypertrophie 67
provisorisches Nähen am Unfallort **151**
Pseudoperitonitis diabetica 44
Psychiatrie 160
pulmo-koronarer Reflex 80
Puls 5, 8, 46, 115, 117, **155**, 157
Puls 105 und weich **105**
Puls 140 **17**
Puls fühlen 56
Pulsfrequenz 11, 165
Pulswelle 8, 90
Pulswert 6
Pulswert steigt **135**
Punkt im Auge 38
Pupille entrundet 86
Pupillendifferenzen 162
Pupillenreaktionen verändert 54

R

rasche Entwicklung **145**
Rasselgeräusche 83, 84, 112
Rauschmittelabusus 160
Reanimation 7, 11, 20, 90, 129, 134
Reflexe 6, 108, 138
Reflexe- Schluck- oder Würge- 58
Regelmäßigkeit des Pulsschlags 150
Reizgase 147
Reizhusten 80
Reizung des Peritoneums 74
Rektaltemperatur erhöht **41**
renale Anämie 148
retrosternale, atemabhängige Schmerzen **79**
retrosternaler Brustschmerz 92
Rhythmusstörungen 83, 122
Ringerlösung 6, 11, 30, 129, 144
Rippen 136
Rippen gebrochen **135**
Rippenbrüche 136
Rippenserienfrakturen 134
Röntgenaufnahme 100
rote und trockene Haut 44
roter Kopf 10, **163**
Rotes Kreuz 35
Rötung 63, 117
RR 110/90, **105**
RR 145/100 **17**
RR 185/145, **21**
Rückenklopfen 72, 78
Rückenlage **121**
Ruhigstellung des Patienten **91**

S

Salze 30
Sauerstoff 56, 112
Sauerstoffbedarf des Myokards 92
Sauerstoffbombe 84
Sauerstoffüberdruckbeatmung 56
Säure 37, 38, 102
Säure-Basen-Haushalt 14, 122
Schädel-Hirn-Trauma 54, 132, 150
Schädelbasisbruch **47**, 48, 162
Schädelfraktur 98, 124
Schädelknochen 48
Schädelprellung 124
Schädeltrauma **149**
schaumiges Sputum 84
Schilddrüsenhormone 45
Schlafmittel 54
schläfrig 6
Schlemm'scher Kanal 39
Schluckreflexe 58
Schmerzbekämpfung **91**
Schmerzen 63, 92, 150, 153
Schmerzen, retrosternale, atemabhängige **79**
Schmerzen, starke stechende 17
schmerzlose Schorfbildung 63
Schmerzreize 108
schnarchende Atmung 106
Schnupfen 138
Schock 5, 14, 28, 56, 67, 114, 144
Schock, anaphylaktischer **127**
Schockindex 6, **9**, 11, **27**, 96
Schocklage 30, 53, **55**, 56, 70, 82, 88, 114, **131**, 132, 136, 144
Schockphase 62

Schockprophyllaxe 13
Schocksymptomatik 6, **149**
Schockzustand 5, 15, 106, **113**, 157
Schokolade 25
Schonatmung 80
Schonhaltung 66
Schönheitsreparaturen 141
Schüttelfrost 10, 165
Schwangerschaft 23, 81
schwarz vor den Augen 160
Schweigepflicht 100
Schweiß, kalter **21**, 96
Schwellung der Schleimhaut 103
Schwere des Schocks 6
Schwindel 124
Sehstörungen 25, 26, 42
Sekundärglaukom 39
Selbstmordversuch 54
Senfmehlfußbäder 86
septischer Schock 117
Sicherheit des Helfers 56
Sicherung der Vitalfunktionen 141
Sofortmaßnahmen **51**
Sonnenbrand 63
Spaltung des 2. Herztons 82
Spannungspneu 18
Spättod 62
spider naevi 23
spontane Atmung 7
spontane Herzaktion 8
Spontanpneumothorax 18
Sport 153
Sprechen 46
Sprühpflaster **151**, 153
spülen 37
Squash-Ball 50

NOTFALLMEDIZIN 1.0

stabile Seitenlage 7, 25, 43, 52, 54, **55**, 56, 70, 106, **107**, 108, 132, 140, 150
starke, stechende Schmerzen 17
Stase 81
Stenose 78
steril abdecken 37
Sternum 36, 134
Stimmritze 102, 138
Stoffwechselstörungen 66
Streptokinase 82
Stridor, inspiratorischer 77
Striemen 100
Strömungsverlangsamung 81
Stuhlabgang 92
Stuhlgang 49
stumme Embolie 80
stummer Infarkt 92
Subarachnoidalblutung 47, 53
subkonjunktivale Blutungen **159**
Sympathicus 5, 28, 42, 92
Sympathicuserregung 5
Sympathicustonus 62
Symptome 5
symptomorientiert 130
Synkope 160
systolischer Blutdruck 6

T

Tachykardie 45
Taschentuch 35
Tastbefund 156
Tbc 46, **17, 79**
Temperatur 36,5 °C **105**
Tentoriumschlitz 150
Tetanusimpfschutz 120

Tetrachlorkohlenstoff 23
Thorax 7
Thoraxschmerz 80
Thrombose 81
Thrombozytopathien 26
thyreotoxische Krise 45, 54
Todesangst 92, 112, 147
toxisches Megakolon 75
Tränenflüssigkeit 162
Tränensack 162
transkutan 56
Traumata 53, 81
traumatische Entzündungsreaktionen 62
Tremor **163**
trockene, blaßgelbe Haut 146
trockene, rote Haut **21**
trübe Hornhaut 86
Truncus pulmonalis 80
Tuberkulose 83
Tumore 81, 88

U

Übelkeit 124
übergeben **163**
Ulcusperforationen 66
unblutiger Aderlaß 132
Unfallort **155**
ungepflegt **99**
unklare Bewußtlosigkeitszustände 157
unregelmäßige Atmung 7
Unruhe 5, 10, **21**, 25
unspezifische, neurologische Syndrome 42
Untergewicht 46
Unterzucker 160
urämisches Koma **21**, 26, 43, **145**, 146

179

Urinproduktion 115
Urtikaria **9**, 10, 117, 130

V

Veilchen 48
Vene etwa kleinfingerdick sichtbar **17**
venöses Blut 6
venöser Zugang 141
veränderte Pupillenreaktionen 54
Verätzung des Auges **37**
Verbände 8, 70, 141
Verbandpäckchen 32, 152
verbrannte Körperoberfläche 120
Verbrauchskoagulopathie 26
Verbrennung 1. Grades 63
Verbrennung 2. Grades 63
Verbrennung 3. Grades 63
Verbrennung 4. Grades 63
Verbrennung, Grade der 62
Verbrennungen **61**, 62, 81, 96, 116, **119**, 120
Verbrennungsschäden 38
Verdauungsenzyme 14, 74
Vergiftungen 53, 54
Verkohlung 63
Verletzungen 160
vermindertes Herzminutenvolumen 116
verschluckt **71**, 72
verschwommenes Sehen 86
verstärkte Hautpigmentierung **41**
Verwirrtheit 25
Virchow'sche Trias 81
Virushepatitis 23
Vitalfunktionen 7, 67, 70, 156
Vitalfunktionen, Sicherung der 141
Volumenmangel 106, 116

Volumenverlust 96
Vorsichtsmaßnahmen **55**

W

Wallace-Regel 63
Wärme 38
Wasser 37, 38
wasserklare Flüssigkeit 162
Wassermangel 46
Wasserretention 26
Wasserüberfüllung 147
wat wolln se denn 108
Waterhouse-Fridrichsen-Syndrom 46
weiche Gaumen 138
wos mogst 108
Wunde **31**, 100
Wunde, blutende **151**
Würgereflexe 7, 58

Z

Zellnekrosen 38
Zittern 5, 25, 42
ZNS 6, 25, 26, 43
zu zweit 8
Zunge 160
Zungengrund 35
Zusammensetzung des Bluts 81
Zwerchfell 74
Zyaniden 56
zyanotisch 77

NOTFALLMEDIZIN 1.0

NOTFALLMEDIZIN 1.0

Hallo lieber Leser oder Leserin,

wie gewohnt an dieser Stelle ein paar Notizen. Sollte keine unserer Stammbuchhandlungen in Ihrer Nähe liegen, so bestellen Sie bitte in Zukunft nur noch bei unserem Direktvertrieb, Herrn Brockmann in Löhne. Sie sind mir ein lieber Kundenstamm und deshalb ist es mir wichtig, daß Sie Ihre Bücher schnell bekommen. Bei Bestellungen im normalen Buchhandel läßt sich das nicht mehr länger realisieren. Außerdem gibt es da ganz einfach zuviele Probleme. Frau Brockmann macht selbst momentan die Prüfung, sie weiß also, was Sie sonst noch brauchen. Die Telefonnummer ist:

05732-74 211

Unsere Telefonnummer bleibt für Sie nach wie vor bestehen (*als Kummerkasten oder s. ä.*), es ändert sich also für Sie nicht sehr viel, außer daß Sie Ihre Bücher schneller kriegen.

Die neuen Schulkurse sind auch schon geplant, auf den nächsten Seiten stehen für's erste mal die Paukkurse. Ansonsten sind jede Menge Kurse angesetzt.

Wenn Sie sich also interessieren, einfach anrufen und fragen. Die letzten Poster gibt's derzeit nur noch über den Verlag direkt (*zum alten Preis!!*), die neue (*teuerere*) Auflage in Zukunft dann ebenfalls über Herrn Brockmann.

Das war's dann auch schon in aller Kürze.

Für die neue Prüfungsordnung sollten Sie 90% der Fragen aus unseren Büchern richtig beantworten können (*vor allem sollten Ihnen die Antworten aus dem Zusammenhang heraus logisch sein*), bevor Sie zur Prüfung antreten. Also ran an den Speck ...

Ihr ARDEA Verlag
Karl-Heinz Herzog

NOTFALLMEDIZIN 1.0

Der Nürnberger Trichter:

10.4. - 14.4 und 18.4. (*Die*) - 21.4.

für DM 980.- (*in unserer Schule in Fürth*)

Wie in diesem, so auch im nächsten Jahr, werden die prüfungsrelevanten Themen durchgepaukt. Sicher nicht zur Erholung geeignet, auch wenn wir's Ihnen so angenehm wie möglich machen wollen. Das Motto dieser zwei Wochen sollte deshalb auch lauten:

"die nächsten Fragen stellt der Amtsarzt".

Unser Tip deshalb: Paukkurs - Prüfung - Urlaub.

Unsere treuen Anhänger wollen wir dabei natürlich nicht vergessen.

- Wer also das enorme Wissen von Frau Dr. Rommelfanger live erleben möchte,
- wer Antworten auf Fragen sucht, die ihm bisher niemand beantworten konnte, kurz,
- wer also möchte, daß ihm der sprichwörtliche Seifensieder aufgeht,
○ wem aber bisher die Entfernung zu groß war,

der ist natürlich ebenfalls herzlich eingeladen. In diesem Fall unser Tip: Paukkurs - Urlaub.

Übernachtungsmöglichkeiten können wir vermitteln, ansonsten hatten viele unserer letzten Teilnehmer Freunde und Verwandte in der Gegend, die sie schon lange mal besuchen wollten. Dies wäre eine Gelegenheit.

Paukkurse 95

NOTFALLMEDIZIN 1.0

Paukkurse 95

Die Blitz-Trichter Kurse:

Stuttgart
10.6. und 11.6.

München
15.6. und 16.6.

Wuppertal
4.11. und 5.11.

jeweils DM 350.-
(Tagesverpflegung incl.)

Infos und Anmeldungen bitte an die Verlagsadresse
siehe Umschlag.

Die Blitzkurse sind hinsichtlich des Zeitdrucks und der neuen Prüfungsordnung stark auf Differentialdiagnostische Probleme zugeschnitten. Es wird, ebenso wie im großen Paukkurs, auf prüfungsrelevante Gebiete eingegangen. Wenn Ihre Anmeldung rechtzeitig genug eingeht und Sie uns rechtzeitig genug Ihr zuständiges Gesundheitsamt mitteilen, können wir eventuell auf Ihre speziellen Schwerpunkte Rücksicht nehmen.

Deshalb noch einmal, in Ihrem eigenen Interesse,
MELDEN SIE SICH RECHTZEITIG AN.
Die Teilnehmeranzahl ist begrenzt und es ist unheimlich deprimierend völlig verzweifelten Schülern erklären zu müssen, daß beim besten Willen kein Platz mehr frei ist. Die Paukkurse haben einen enormen Andrang und sind teilweise Wochen vorher ausgebucht.
Also: wer zuerst kommt und mit Anzahlung bucht ...

Mittlerweile liegen die ersten Anmeldungen schon vor, also ...

der countdown läuft!

NOTFALLMEDIZIN 1.0

Für all die glücklichen, die Ihre Prüfung bereits hinter sich haben oder all die wagemutigen, die sich bereits vor Ihrer Prüfung weiterbilden wollen bieten wir unsere Aufbaukurse an.

Wer die Gelegenheit nutzen und unsere Ausbildungskurse besuchen möchte, der kann sich momentan unser Schulprogramm 95 bestellen, in ein paar Wochen gibt es dann ohnehin wieder ein neues, und zwar diesmal ein Gesamtprogramm.

Bis dahin hier ein erster Überblick über Weiterbildung à la ARDEA.

❶

Kursus der *NEURALTHERAPIE*

psychoneurale Schulung nach Dr. Rommelfanger

Die Neuraltherapie ist eine Regulationstherapie; sie eliminiert Störfelder im Körper.
Die Neuraltherapie kann bei akuten und chronischen Störungen eingesetzt werden.
Die Neuraltherapie kann eventuell sogar helfen, Operationen zu vermeiden, bzw. Operationsfolgen zu lindern.
Die Neuraltherapie ist geeignet für **Heilpraktiker**.
Dozentin: Fr. Dr. Rommelfanger. Karolinenstr. 38. 90763 Fürth.
Fr. Dr. Rommelfanger arbeitet seit 4 Jahren in eigener Praxis mit der "großen Neraltherpie".
Praxisschwerunkte: Neraltherpie und Psychotherapie.

NOTFALLMEDIZIN 1.0

Der Kurs findet jeweils
MONTAGS von 18.00 Uhr bis 21.30 Uhr
statt.

Der gesamte Kurs besteht aus 3 Teilen, die auch unabhängig voneinander belegt werden können. Jeder Teilkurs endet mit einer Prüfung; die bestandene Prüfung beinhaltet ein Zertifikat.

Die Kosten für den gesamten Teil belaufen sich auf DM 2200.-.

1. Teil:

Kosten: DM 850,00

Die SEGMENTTHERAPIE.

Einfache neuraltherapeutische Interventionen

- 16. 1.   Allgemeine Einführung
- 23. 1.   Allgemeine Injektionstechnik
- 30. 1.   praktische Notfallmaßnahmen
- 6. 2.   Allgemeine Segmenttherpie/die Medikamente
- 13. 2.   Segmenttherapie I (*Leber*)
- 20. 2.   Segmenttherapie II (*Herz/Kreislauf*)
- 6. 3.   Segmenttherapie III (*Magen-Darm-Trakt*)
- 13. 3.   Segmenttherapie IV (*Lunge*)
- 20. 3.   Segmenttherapie V (*Unterleib*)
- 27. 3.   Segmenttherapie VI (*Abwehrsystem, Blase, Niere*)
- 3. 4.   Segmenttherpie VII (*Stütz- und Halteapparat*)
- 24. 4.   **PRÜFUNG**

2. Teil:

Der Besuch des zweiten Teils setzt eine bestandene Prüfung des ersten Teils voraus.

Der 2. Teil umfaßt spezielle Injektionstechniken, die schwieriger, aber dafür um ein Vielfaches wirkungsvoller sind als die Segmenttherapie. In ihrer Wirkung konkurrieren diese Injektionen durchaus mit aufwendigen schulmedizinischen Maßnahmen.

BEVOR SIE DIE INJEKTIONSTECHNIKEN AM MENSCHEN AUSPROBIEREN, WERDEN DIE TECHNIKEN AN ANATOMISCHEN PRÄPARATEN GEÜBT!

Kosten: DM 840,00

8. 5.	Arterien, Epiduralraum, Frankenhäuser'sche Ganglien
19. 5.	Anatomie Erlangen
22. 5.	Ganglien
2. 6.	Anatomie Erlangen
19. 6.	Nerveninjektionen
30. 6.	Anatomie Erlangen
3. 7.	peritoneale, periostale Injektionen, Gelenke, Schilddrüse
10. 7.	**PRÜFUNG**

NOTFALLMEDIZIN 1.0

3. Teil:

Im 3. Teil wird die praktische Anwendung am Patienten geübt, sowie die Verknüpfung mit anderen Verfahren.
Der 3. Teil beinhaltet ebenfalls die psychoenergetischen Injektionen, die die Brücke von der Neuraltherapie zur Pschotherapie darstellen. Psychoenergetische Injektionen setzen Gedächtnisinhalte frei, die dann rational oder emotional aufgearbeitet werden können. Die psychoenergetischen Injektionen lassen sich gut mit einer Psychotherapie nach Reich und mit einer Traumanalyse kombinieren.

Der Besuch des 3. Teils setzt eine bestandene Prüfung des ersten UND zweiten Teils voraus.

Kosten: 600,00

Termine:
- 11. 9.
- 18. 9.
- 25. 9.
- 2. 10.
- 16. 10.

Kursus der *CHIROPRAXIS*

Die Chiropraxis befaßt sich mit der Funktion von Gelenken.
Blockierte Gelenke führen nicht nur zu, mitunter sehr starken Dauerschmerzen, sondern sie können auch, im Rahmen von knöchernen Reflexzonen, die Funktion innerer Organe erheblich beeinflussen.
Durch gezielte Manipulationen am Gelenkapparat kann man schnell und sicher Schmerzfreiheit und auch eine vegetative Entspannung erreichen.

Die Chiropraxis ist geeignet für **Heilpraktiker**.

Dozentin: Frau I. Schott, Hahnhofer Weg 28, 90537 Feucht.
Frau Schott ist Heilpraktikerin und arbeitet bereits seit 10 Jahren mit der Chiropraxis.
Praxisschwerpunkte: Chiropraxis, Neuraltherapie, Sauerstoff/Ozontherapie.

Der Kurs findet jeweils am Montag von 18.00 bis 21. 30 Uhr statt.

Termine:

23. 1. *Einführung*	6. 3.	8. 5.
30. 1.	13. 3.	15. 5.
6. 2.	20. 3.	22. 5.
13. 2.	27. 3.	29. 5.
20. 2.	3. 4.	
	24. 4.	

Kosten: DM 1250.- für den gesamten Kurs.

NOTFALLMEDIZIN 1.0

❸ Kursus der

EUTONISCHEN KOERPER-BEWUSSTSEINSSCHULUNG

Die eutonische Körperbewußtseinschulung bringt durch gezieltes körperliches Entspannungstraining nicht nur tiefgehende geistige Entspannung, sondern erlaubt es auch, enger mit seinem eigenen Körper in Kontakt zu treten. Oft treten Krankheiten auf, weil man die Stimme seines Körpers nicht zu hören oder zu deuten vermochte; in vielen Fällen sind diese Fähigkeiten im Laufe des Lebens verloren gegangen.
Deshalb ist es nicht nur in der Heilungs- und Regenerationsphase von Krankheiten wichtig, sich mit seinem Körper auseinanderzusetzen, sondern auch als Prävention.
Der Kurs erlaubt nicht nur Ihnen, sich intensiv mit Ihrem Körpergefühl auseinanderzusetzen, sondern stellt auch eine gute Möglichkeit dar, mit dem Patienten auf körperlich-geistiger Ebene zu arbeiten.
Die eutonische Körperbewußtseinsschulung ist geeignet für **Heilpraktiker** und **Psychotherapeuten**.
Dozentin: Irene Brünke, Reichenschwander Str. 28, 90482 Nürnberg.
Frau Brünke ist Heilpraktikerin und beschäftigt sich seit über 10 Jahren mit Entspannungsübungen.
Praxisschwerpunkte: Entspannungstherapie, Psychotherapie, Astrologie.
Der Kurs findet jeweils am Mittwoch von 18.00 Uhr bis 20.15 Uhr statt.

Kosten: DM 770,00

Termine:
Einführung	8. 3.	5. 4.	3. 5.
	15. 3.	26. 4.	10. 5.
	22. 3.		17. 5.
	29. 3.		24. 5.

❹ Kursus der
TRADITIONELLEN CHINESISCHEN MEDIZIN
Schwerpunkt: Akupunktur

Die traditionelle chinesische Medizin befaßt sich mit Akupunktur und der chinesischen Ernährungslehre.
Bei diesem Kurs wird die Akupunktur als Schwerpunktthema herausgegriffen.
Es wird praxisnah und verständlich vermittelt, was Meridiane sind, wie und wann Punkte zu stechen sind und welches die entsprechenden Auswirkungen sein können.
(*Wenn Sie mehr über die chinesische Ernährungslehre hören möchten, sprechen Sie bitte mit Ihrer Dozentin.*)
Dozentin: Angelika Hierstetter, Weiherstr. 2, 92237 Sulzbach-Rosenberg
Frau Hierstetter arbeitet seit 2 Jahren in eigener Praxis.
Praxisschwerpunkte: Akupunktur und Homöopathie.
Die traditionelle chinesische Medizin ist geeignet für **Heilpraktiker**.

Aufgrund der großen Nachfrage sind 1995 zwei Kurse in Akupunktur angesetzt:
Kosten jeweils: DM 940,00

Die Kurse finden jeweils Samstags von 12.45 Uhr bis 15. 45 Uhr statt.

Die Termine:

14. 1. *Einführung*	21. 1.	28. 1.	4. 2.	11. 2.	18. 2.
25. 2.	4. 3.	11. 3.	18. 3.	25. 3.	

16. 9. *Einführung*	23. 9.	30. 9.	7. 10.	14. 10.	
21. 10.	28. 10.	11. 11.	18. 11.	25. 11.	
2. 12.	9. 12.				

NOTFALLMEDIZIN 1.0

Ausbildungskurse in

FUSSREFLEXZONENMASSAGE

Die Fußreflexzonenmassage ist eine weit verbreitete Methode, Funktionsstörungen zu beheben.
Über die Reflexzonen der Füße können innere Organe nachhaltig beeinflußt werden.
Ziel dieser Ausbildung ist nicht nur die Vermittlung fachlichen Könnens, sondern auch Hilfestellung beim Finden des eigenen Stils zu leisten.
Die Fußreflexzonenmassage ist geeignet für **Heilpraktiker**.
Dozentin: Brigitte Rauh, Lange Str. 86, 90762 Fürth
Frau Rauh ist Heilpraktikerin und arbeitet seit 3 Jahren in eigener Praxis.
Praxisschwerpunkte: Fußreflexzonenmassage, strukturelle Körpertherapie, Hypnotherapie.

Die Ausbildung findet an jeweils zwei Samstagen und Sonntagen statt, jeweils von 10.00 Uhr bis 15.45 Uhr.

Gesamtkosten: DM 300.-.

Ich bitte um rechtzeitige Anmeldung, da die Teilnehmerzahl auf 10 begrenzt ist.

Termine:

15. und 16. April, sowie 22. und 23. April.

NOTFALLMEDIZIN 1.0

Unsere MASSAGEKURSE ⑥

Über Massage braucht man eigentlich nicht viele Worte zu verlieren: sie ist wohl die ursprünglichste Be-hand-lung von Krankheiten überhaupt.
Massage ist sehr vielfältig: man kann einen Entspannungszustand hervorrufen, man kann tonisieren, man kann eine Reflexzonenbehandlung der inneren Organe durchführen.
Außerdem ist über die Berührung der Haut einen ausgezeichnete Möglichkeit gegbn, mit dem Patienten in Kontakt zu treten.
Die Massagekurse sind geeignet für **Heilpraktiker**.
Dozent: Ernst Berger, Hauptstr. 34a, 91334 Hemhofen
Herr Berger ist seit 6 Jahren Masseur mit eigener Praxis.Er betreut die deutsche und österreichische Nationalmannschaft im Rollschnellauf. Zusätzlich ist Herr Berger noch Heilpraktiker.
Praxisschwerpunkte: Massage, Tarot, Pendeln.
Die Massage kurse sind in 3 Kategorien aufgeteilt:
1. der Grundkurs
2. der Aufbaukurs
3. der Superpluskurs, bei dem der Dozent auf spezielle Wünsche der Schüler eingehen kann (*Reflexzonenmassage, Lymphdrainage, Gesichtsbehandlung o. ä.*).

Wir bitten um frühzeitige Anmeldung, da die Teilnehmerzahl auf 6 begrenzt ist.
Die Kurse finden Samstags von 16.00 Uhr bis 21.00 Uhr statt.

Kosten pro Einzelkurs: DM 110,00
Kosten pro Dreier-Paket: DM 300,00

1. Grundkurs:	18. 3.		1. Grundkurs:	18. 11.
2. Aufbaukurs:	25. 3.		2. Aufbaukurs:	25. 11.
3. Superpluskurs:	1. 4.		3. Superpluskurs:	2. 12.

❼ TAROT

Das Tarot birgt eine Vielzahl von Möglichkeiten in sich, die, geschickt genutzt, dem Patienten (*und auch Ihnen*) zu mehr Einsicht, Entspannung und innerer Ruhe verhelfen können.
Außer der Darstellung der Karten werden auch unterschiedliche Arbeitsmethoden gezeigt, so daß sicher für jeden etwas dabei ist.
Tarot ist geeignet für **Heilpraktiker** und **Psychotherapeuten**.
Dozent: Ernst Berger, Hauptstr. 34a, 91334 Hemhofen
Herr Berger ist Masseur und Heilpraktiker (*siehe linke Seite*) und gibt seit einigen Jahren Seminare für den Umgang mit dem Tarot.

Die Kurse finden jeweils am Samstag von 16.30 Uhr bis 21.00 Uhr und sonntags von 17.30 Uhr bis 21.00 Uhr statt.

Kosten (Samstag + Sonntag): 180.- DM

Termine:
25. 2.	und	26. 2.
30. 9.	und	1. 10.

Kurse zur Ausbildung in
AROMATHERAPIE

⑧

Die Aromatherapie ist eine populäre und charmante Methode zur Verbesserung des allgemeinen Wohlbefindens und zur Aktivierung des Selbstheilungskräfte.

Die Aromatherapie ist geeignet für **Heilpraktiker** und **Psychotherapeuten**.

ⓐ Aromatherapie für Mutter und Kind

Die werdende Mutter, ebenso wie die "gewordene" Mutter kann für sich und für ihr Kind viel Gutes tun.

Dozentin: Sabine Lichtenwald, Hangstr. 47, 96114 Hirschaid-Seigendorf.
Frau Lichtenwald ist Heilpraktikerin (*und Mutter natürlich*) und arbeitet seit ca. 3 Jahren mit der Aromatherapie.
Praxisschwerpunkte: Aromatherapie, Neuraltherapie, Homöopathie.

Der Kurs findet am Samstag, den 17. 6. von 10.00 Uhr bis 16.00 Uhr statt.

Kosten: DM 130.-

NOTFALLMEDIZIN 1.0

ⓑ **Aromatherapie für Frauen.**

In diesem Kurs wird besonders auf frauenspezifische Probleme, wie Cellulite, Krampfadern oder klimakterische Beschwerden eingegangen.

Dozentin: Frau Suckel, Am Waldrand 24a, 90455 Nürnberg.
Frau Suckel ist Dipl.- Biologin und Heilpraktikerin. Sie arbeitet seit Jahren mit der Aromatherapie; unter anderem leitet sie auch "aromatherapeutische" Exkursionen. Praxisschwerpunkte: Aromatherapie, Fußreflexzonenmassage und traditionelle chinesische Medizin.

Der Kurs findet am Samstag, den 7. 10. statt.

Kosten DM 130.-

ⓒ **Die Rose.**

Schönheit, Heilkraft, Sinnlichkeit einer Blütenkönigin.
Dozentin: Frau Suckel, Am Waldrand 24a, 90455 Nürnberg

Der Kurs findet am Samstag, den 21. 10 von 10.00 Uhr bis 16.00 Uhr statt.

Kosten: DM 130.-

NOTFALLMEDIZIN 1.0

⑨ Die **SELBSTERFAHRUNGSKURSE**

Selbsterfahrung ist eigentlich die Basis für das gesamte Leben.
Wenn man sich wirklich kennt, benötigt man keine Krankheit, um nicht gelebte Anteile der Persönlichkeit ans Tageslicht zu befördern. Es gibt keine irrationalen Schuldgefühle, keine unerklärlichen Ängste, keine Zwänge.
Die Kurse aus dieser Rubrik sind sowohl für Sie persönlich, als auch für Ihre Patienten segensreich.
Dozent: Karl Mühlberghuber, Mathildenstr. 38 A, 90762 Fürth.
Herr Mühlberghuber arbeitet bereits seit 6 Jahren auf geistig-psychologischem Gebiet.
Herr Mühlberghuber ist stark in der Management-Betreuung engagiert.
Die Kurse finden Samstags und Sonntags von 10.00 Uhr bis 16.00 Uhr statt.

Die Kosten für ein Wochenende betragen 280,00 DM.

ⓐ PERSÖNLICHE INKARNATIONSARBEIT
Termin: 21. und 22. Januar
Der Kurs deckt auf, welche alten Anteile von Inkarnationen noch aktiv sind; was gehört wirklich zu meiner eigenen Persönlichkeit, was ist "Ballast"?

ⓑ EINFÜHRUNG IN DIE KÖRPERENERGIEARBEIT
Termin: 25. und 26. Februar
Hier geht es um die Integration von Körper und Geist.

ⓒ PERSÖNLICHE LEBENSZIELFINDUNG.
Lebensgrundhaltungen; Lebensentscheidungen, Lebensbeschneidungen
Termin: 25. und 26. März
Was würde passieren, wenn ich mein wirkliches Selbst leben würde - und es wäre auch noch positiv?

NOTFALLMEDIZIN 1.0

ⓓ SELBSTERKENNTNIS
Termin: 29. und 30. April
Jeder von uns hat seine Eltern introjiziert - ob er es nun wahrhaben will oder nicht. Dieser Kurs bringt die Formen und Auswirkungen dieser Introjektionen auf meine Gegenwart zum Vorschein.

ⓔ REALITÄT UND ILLUSION
Termin: 6. und 7. Mai
Körperübungen und Mantren lassen einen die innere, wahre Realität erfahren.

ⓕ PERSÖNLICHE BEZIEHUNGEN
Strukturanalyse, Verhaltens- und Erlebnismuster
Termin: 20. und 21. Mai
Beziehungen sind ein ehrlicher Spiegel für das Selbst!

ⓖ GESUNDHEITSVORSORGE DURCH PSYCHISCHES WOHLBEFINDEN
Termin: 24. und 25. Juni
Erkennung der unbewußten Ebene erlaubt eine Krankheitsprävention. Es wird hier sowohl mit intentionalen Körperbewegungen als auch mit einer neuartigen, auf der psychologischen Wirkung von Farben basierenden Methode gearbeitet.

NOTFALLMEDIZIN 1.0

10
KINESIOLOGIE

Die Kinesiologie ist eine Therapie, die mit den Muskeln als Indikatoren arbeitet. Man kann mit Hilfe des Muskeltests spezifische Muskelschwächen feststellen und behandeln. Da Muskelschwächen von geistigen oder körperlichen Dysfunktionen herrühren können, kann sowohl Körper als auch Geist mit der Kinesiologie behandelt werden.

Dozentin: Evelyn Ortner, Schronfeld 96 A, 91054 Erlangen.
Frau Ortner ist Heilpraktikerin und TFH-Instruktorin.Sie ist Mitglied der Deutschen Gesellschaft für angewandte Kinesiologie und hat außerdem den "Three-in-one"-Facilitator.

Der Einstiegskurs erlaubt bereits umfassendes Arbeiten mit der TFH-Methode (*TFH = Touch for Health*).

Termine:

          28. 10.   von 9.30 Uhr bis 17.15 Uhr

und am

          29. 10.   von 9.30 Uhr bis 13.30 Uhr

Kosten: DM 290,00 inklusive Skripten

(*Bitte beachten: Bei diesem Kurs kann leider kein Rabatt gewährt werden*)

Aufbaukurse nach Vereinbarung.

RADIÄSTHESIE

Einflüsse aus der physikalischen Umwelt können ebenso krank machen wie eine Virusinfektion oder eine Intoxikation. Bei unseren Vorträgen wird sachlich auf die Einflüsse von elektrischen und magnetischen Feldern, sowie auf Wasseradern und Verwerfungszonen im Erdreich eingegangen. Natürlich kommen auch die Möglichkeiten zur Sprache, wie man den Feldern entgeht, bzw. sie vermeidet.

Dozent: F. T. Jochims, Hohe Eichen 3, 91207 Lauf. Herr Jochims ist geprüfter Geobiologischer Berater und arbeitet mit vielen Architekten zusammen.

Kosten: DM 10,00.

Termine:

        8. 4.   von 14.00 Uhr bis 18.30 Uhr,
      16. 12.   von 14.00 Uhr bis 18.30 Uhr.

Die Bachblütenseminare ❶❷

Die Bachblütentherapie ist eine sehr sanfte, aber dennoch wirkungsvolle Art, Regulationsstörungen auf der körperlichen und geistigen Ebene zu begegnen.
Wie jede Therapie, so sind auch die Bachblüten nur dann wirksam, wenn sie richtig eingesetzt werden.
Der Kurs vermittelt verständlich, wie die Bachblütentherapie aufzubauen ist, und welche Wirkung die einzelnen Blüte haben.

Der Kurs ist geeignet für **Heilpraktiker** und **Psychotherapeuten**.

Dozentin: Karola Dorothea Rötzer, Pechweg 7, 91056 Erlangen.
Frau Rötzer ist Heilpraktikerin und hat sich auf Bachblüten spezialisiert.
Praxisschwerpunkte: Bachblüten, Aromatherapie, Biothermalkammer.

Aufgrund der großen Nachfrage haben wir wieder zwei Kurse eingerichtet:

1. Kurs:	8. 7.	von 9.00 Uhr bis 14.30 Uhr
	9. 7.	von 9.00 Uhr bis 12.00 Uhr
2. Kurs:	7. 10.	von 9.00 Uhr bis 14.30 Uhr
	8. 10.	von 9.00 Uhr bis 12.00 Uhr.

Kosten: DM 190.-

Ausbildungskurs der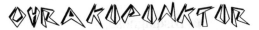

Die Ohrakupunktur ist eine schnelle und leicht zu erlernende Therapieform, die sich mit fast allen gängigen Heilweisen gut kombinieren läßt.
Als Akutintervention ist die Ohrakupunktur bestens geeignet, auch wenn Sie selbst einmal der Kopfschmerz oder die Prüfungspanik überfallen sollte!

Der Kurs ist geeignet für **Heilpraktiker**.

Dozentin: Gabi Terzakis, Am weißen Berg 14, 91085 Weisendorf.
Frau Terzakis ist Heilpraktikerin und arbeitet in eigener Praxis.
Praxisschwerpunkte: Ohrakupunktur, Reiki, Aromatherapie

Termin:

        21. Januar   von 9.00 Uhr bis 17.00 Uhr und
        22. Januar   von 9.00 Uhr bis 12.00 Uhr.

Um den Kurs besonders praxisnah zu gestalten, hat sich die Dozentin damit einverstanden erklärt, daß Sie am Samstag nachmittag Freunde und/oder Bekannte mitbringen können, die eine Schmerzsymptomatik aufweisen.

Kosten: DM 280,00 *(für beide Tage)*

Weitere Ausbildungskurse auf den Gebieten:

- Irisdiagnose,
- medizinischer Astrologie,
- Kneipp'sche Medizin und
- Shiatsu in Vorbereitung

Die Kurse sind für 1995 geplant; lediglich die Termine standen bei Drucklegung des Vorlesungsverzeichnisses noch nicht fest.)

Bei Interesse bei der Schule nachfragen.

Weitere Aufbaukurse in Vorbereitung.

Wenn sie Interesse an bestimmten, hier nicht aufgeführten Themen haben, teilen Sie es uns bitte mit. Vielleicht läßt sich was arrangieren. Wir tun was wir können, um Ihnen eine fundierte Ausbildung und einen guten Start in Ihrem neuen Arbeitsgebiet zu ermöglichen.

Ansonsten möchten wir Sie auf die Verlagsnotizen und -programme unseres Verlags hinweisen, in denen Aktualitäten und Neuigkeiten angekündigt werden.

NOTFALLMEDIZIN 1.0

Wie üblich folgen hier unsere Stammbuchhandlungen.
Fragen Sie doch Ihre Buchhandlung, ob sie nicht ebenfalls unsere Bücher führen möchte.
Wenn nicht , dann kontaktieren Sie doch einfach unseren Herrn Brockmann.
Er liefert auf jeden Fall schneller als der Buchhandel.
Also toi, toi, toi für Ihre eigene Prüfung und auf ein baldiges Wiedersehen ....

STAMMBUCHHANDLUNGEN

Aachen	Buchhandlung	Augustinus
Pontstr. 66 - 68		
Augsburg	Buchhandlung	Pustet
Karolinenstraße 12		
Berlin	Buchhandlung	J.F.Lehmanns
Friedrichstr. 128		
Berlin	Buchhandlung	J.F.Lehmanns
Hardenbergstr. 11		
Berlin	Buchhandlung	Thieme & Frohberg
Hindenburgdamm 95b		
Bielefeld	Buchhandlung	Phönix
Oberntorwall 23		
Bochum-Querenburg	Buchhandlung	Brockmeyer
Universitätsstr. 140		
Bonn	Buchhandlung	Behrendt
Am Hof 5a		
Bonn	Buchhandlung	Bouvier
Am Hof 32		
Bonn	Buchhandlung	James Zowe
Königstraße 89		
Braunschweig	Buchhandlung	Graff
Neue Straße 23		
Dortmund	Buchhandlung	Krüger
Westenhellweg 9		
Duisburg	Buchhandlung	Braun'sche
Königstraße 80		
Düsseldorf	Buchhandlung	Stern Verlag Janssen & Co
Friedrichstraße 24-26		
Erlangen	Buchhandlung	Mencke & Blaesing
Universitätsstr. 16		
Erlangen	Buchhandlung	Rudolf Merkel
Untere Karlstraße 9 - 11		
Essen	Buchhandlung	Baedeker
Kettwiger Straße 35		

STAMMBUCHHANDLUNGEN

Essen Buchhandlung Brockmeyer
Robert-Koch-Straße 12
Frankfurt Buchhandlung Alt
Gartenstraße 134
Frankfurt Buchhandlung Hugendubel
Aug.-Schanz-Str. 33
Frankfurt Medizin am Klinikum Friederike Jung
Gartenstr. 177
Freiburg Buchhandlung Herder
Kaiser Joseph Str. 180
Freiburg Buchhandlung Hans Ferdinand Schulz
Friedrichring 13
Gießen Buchhandlung J. F. Lehmanns
Frankfurter Straße 42
Göttingen Buchhandlung Deuerlich
Weender Straße 33
Halle Buchhandlung J. F. Lehmanns
Universitätsring 7
Hamburg Buchhandlung J.F. Lehmanns
Hermannstraße 17
Hamburg Buchhandlung Otto Spatz
Curschmannstr. 24
Hannover Buchhandlung Schmorl & v. Seefeld
Bahnhofstr. 14
Heidelberg Buchhandlung Haug
Bergheimer Sr. 102
Jena Jenaer Uni-Buchhandlung Dr. K. Mattäus
Schloßgasse 3/4
Karlsruhe Buchhandlung Buchkaiser
Kaiserstraße 199
Kassel Buchhandlung Freyschmidt
Obere Königstraße 23
Kaufbeuren Buchhandlung Edele
Salzmarkt 14
Kempten Buchhandlung Dannheimer
Bahnhofstr. 4

STAMMBUCHHANDLUNGEN

Kiel Brunswiker Str. 23-25	Buchhandlung	Brunswiker
Kiel Holtenauer Str. 116	Buchhandlung	Mühlau
Koblenz Löhrstraße 92	Buchhandlung	Reuffel
Köln Edsel-Ford-str. 26	Buchhandlung	Bouvier
Köln Neumarkt 18a	Buchhandlung	Gonski
Löhne Rudolfstr. 2	Versandbuchhandlung	Er - Leben Tel: 05732-74 211
Mainz Binger Str. 18	Buchhandlung	J. F. Lehmanns
Mainz An der Universität	Buchhandlung	Johann Gutenberg
Mannheim T 1	Buchhandlung	Prinz
Mannheim B1, 5 Breite Straße	Buchhandlung	Tobias Löffler
München Marienplatz	Buchhandlung	Hugendubel
München am Stachus	Buchhandlung	Hugendubel
München Pettenkofer Str. 18	Buchhandlung	J.F. Lehmanns
München Lindwurmstr. 21	Buchhandlung	Müller & Steinicke
München Schillerstr. 51	Buchhandlung	Otto Spatz
Münster Hufferstraße 69	Buchhandlung	J.F. Lehmanns
Münster Alter Steinweg 1	Buchhandlung	Regensberg
Nürnberg Adlerstraße 10 - 12	Buchhandlung	Büttner

STAMMBUCHHANDLUNGEN

Nürnberg Ludwigsplatz 1	Buchhandlung	Hugendubel
Osnabrück Große Straße 64	Buchhandlung	Wenner
Regensburg	Buchhandlung	Hugendubel
Regensburg Gesandtenstraße 6-8	Buchhandlung	Pustet
Regensburg Obere Bachgasse 21	Buchhandlung	Universum
Straubing Theresienplatz 41	Buchhandlung	Pustet
Stuttgart Königstraße 30	Buchhandlung	Wittwer
Überlingen Turmgasse 8	Buchhandlung	Plassmann
Ulm Wengengasse 27	Buchhandlung	J.F. Lehmanns
Villingen Schuberstr. 37	Versandbuchhandlung Ingrid Struß	
Wiesbaden Friedrichstr. 39	Fachbuchhandlung Bräuer	
Würzburg Schmalzmarkt 12	Buchhandlung	Hugendubel

NOTFALLMEDIZIN 1.0

NOTFALLMEDIZIN 1.0